骨盆的功能性瑜伽练习指南

[瑞士] 埃里克·富兰克林（Eric Franklin） 著
艾莉森·韦斯利（Alison Wesley）

汪敏加　张纯　译

人民邮电出版社
北京

图书在版编目（CIP）数据

骨盆的功能性瑜伽练习指南 / （瑞士）埃里克·富兰克林（Eric Franklin）著；（瑞士）艾莉森·韦斯利（Alison Wesley）著；汪敏加，张纯译. — 北京：人民邮电出版社，2020.10
ISBN 978-7-115-54490-2

Ⅰ. ①骨… Ⅱ. ①埃… ②艾… ③汪… ④张… Ⅲ. ①瑜伽—基本知识 Ⅳ. ①R793.51

中国版本图书馆CIP数据核字（2020）第134871号

版权声明

免责声明

本书内容旨在为大众提供有用的信息。所有材料（包括文本、图形和图像）仅供参考，不能用于对特定疾病或症状的医疗诊断、建议或治疗，且不能保证每一位读者都能通过使用本书运动方法取得成功。所有读者在针对任何一般性或特定的健康问题开始某项锻炼之前，均应向专业的医疗保健机构或医生进行咨询。作者和出版商都已尽可能确保本书技术上的准确性以及合理性，且并不特别推崇任何治疗方法、方案、建议或本书中的其他信息，并特别声明，对读者的运动效果不负任何责任，不会承担由于使用本出版物中的材料而遭受的任何损伤所直接或间接产生的与个人或团体相关的一切责任、损失或风险。

内 容 提 要

　　骨盆连接脊柱和下肢，是人体重要的身体部位，对于女性来说尤为如此。近年来，骨盆的健康越来越受到人们的重视。

　　本书是瑞士富兰克林法研究所创始人、奥运冠军培训师埃里克·富兰克林（Eric Franklin）与富兰克林法认证讲师艾莉森·韦斯利（Alison Wesley）倾心写就，是作者在近40年舞蹈与瑜伽教学生涯中总结出的骨盆练习精华。本书的第1章扫清了读者对于骨盆生物力学的错误认识，使用科学询证法清晰展示了骨盆的运动原理。在第2章，作者结合动作、意象和方式，通过66张人体解剖彩图向读者展示了如何在26个骨盆的功能性瑜伽练习中实践这些原理知识。

　　无论你是一名舞者、瑜伽练习者，还是运动员，这本书都能够帮助你识别并纠正错误的骨盆运动，有效提升骨盆的功能性，让你在充分享受瑜伽的同时远离损伤。对于瑜伽教练、理疗师来说，使用本书提供的意象、提示等方法可以让你的客户在课堂上更加准确地理解动作。

◆ 著　　[瑞士] 埃里克·富兰克林（Eric Franklin）
　　　　　艾莉森·韦斯利（Alison Wesley）
　　译　　汪敏加　张　纯
　　责任编辑　裴　倩
　　责任印制　周昇亮

◆ 人民邮电出版社出版发行　　北京市丰台区成寿寺路 11 号
　　邮编　100164　　电子邮件　315@ptpress.com.cn
　　网址　https://www.ptpress.com.cn
　　涿州市般润文化传播有限公司印刷

◆ 开本：700×1000　1/16
　　印张：6.5　　　　　　　　　　　2020 年 10 月第 1 版
　　字数：103 千字　　　　　　　　2024 年 8 月河北第 12 次印刷
　　著作权合同登记号　图字：01-2020-0517 号

定价：49.80 元

读者服务热线：(010)81055296　印装质量热线：(010)81055316
反盗版热线：(010)81055315
广告经营许可证：京东市监广登字 20170147 号

目录

姿势速查

简介

　　瑜伽教师需要给予瑜伽练习者提示，而瑜伽练习者需要在练习时明确重点。我们的意图、意象及提示可以提高我们的练习水平，让我们充分受益于姿势。但是有时候，我们接受的提示和精神的专注实际上会起到相反的作用。

　　本书讲述了这种情况是如何发生的及我们应该如何应对。我们的重点将放在骨盆的核心上。本书的第1章从循证科学的角度，讲述了骨盆的生物力学机制及骨盆的运动方式。在本书的第2章，我们将把这些知识应用于各种姿势中。书中的某些内容与为完成这些姿势而提出的解剖学提示相矛盾，但这无关对错，只是为了预防练习者受伤和使练习者安全地进行瑜伽练习。许多观点可能听起来是基于解剖学的提示，但实际上都是个人观点，而且这些观点已经变得司空见惯，以至于人们开始认为它们是普遍真理。

　　我们的目标是告诉人们，运动（尤其是瑜伽），实际上是被身体所喜欢的，而且人们应该通过身体机能的提示来完成准备动作。我们不需要在不能自然运动的时候弯曲身体或举起重物、推拉或等距收缩以及用力压迫我们的身体。实际上，这些动作大多只会制造紧张，而紧张是运动的敌人。有些提示可能使我们认为自己无能为力，因为我们不了解它们，或无法完成提示要求我们做的事情。有时候，我们看到瑜伽练习者非常轻松地摆出了一些令人不可思议的姿势，我们会觉得自己根本没有办法像他们一样轻松地完成这些姿势。我们可能没有意识到，瑜伽练习者的柔韧性非常好，这意味着他们的身体有着与我们的身体不同的胶原蛋白组合，任何有这种情况的人（包括瑜伽练习者）都应该少做拉伸运动来保持健康。

　　解剖学提示经常用于避免身体受伤。当瑜伽教师告诉瑜伽练习者抬起脐部来保护他们的腰背部时，他们只是被灌输了需要保护自己身体的观念而已。这会给瑜伽练习者增加一丝关于危险和恐惧的负面感受，而提示本身对背部没有任何作用，因为提示是基于对肌肉核心功能的误解。

　　也许早期的瑜伽练习者非常熟悉自己的身体，以至于他们不需要刻意抬起足弓或在大腿之间放置一个阻碍物。优雅的意象，能够让瑜伽练习者有一种主观的感觉体验。让我们开始更详细地讨论提示和意象。

提示的艺术

本书将介绍许多解剖学提示和意象。提示可以提供相关信息，旨在改善瑜伽练习者的姿势。如果瑜伽教师能够理解提示的最佳运作方式，可以对瑜伽练习者的进步产生显著的影响。瑜伽教师经常使用的提示方式，是被业界认可的标准提示，但并没有人对每位瑜伽练习者的解剖学有效性进行大量的分析。

大多数瑜伽教师将提示理解为指令性提示，这意味着他们将告诉瑜伽练习者如何集中注意力和完善动作以提高表现水平，而不仅仅是演示动作或表现肢体的正确位置。指示性提示的目的是提供附加信息，以改变运动的质量、协调性、速度及许多与运动相关的其他因素。通过指令性提示，瑜伽教师可以提供与任务相关的认识，即与运动表现有关的信息。

提示的例子如下。

- "专注于您的髋关节。"（引导学生的注意力）
- "从您的尾椎开始。"（从身体某个特定位置开始运动）
- "放松您的肩部。"（改变身体某个部位的紧张程度）
- "将骨盆稍微向右旋转。"（建议改变身体的位置）
- "快速且平稳地抬起手臂。"（速度动力学）
- "想象您的头像气球一样飘起来。"（比喻）

在瑜伽练习中会经常使用比喻意象。在大多数情况下，比喻是一种感觉记忆，瑜伽练习者可以将感觉代入动作中，以对运动产生积极的影响。如果瑜伽练习者要放松肩部（将其比喻为正在融化的冰激凌），那么该练习者正在运用融化的感觉记忆。

解剖学提示在瑜伽练习中非常流行。解剖学提示包括将注意力集中于身体的结构功能。要提供解剖学提示，瑜伽教师仅仅了解结构的位置和名称是不够的，还需要了解这些结构的功能。

如果瑜伽练习者不了解每段脊柱的稳定功能，则无法对核心部位进行提示。如果瑜伽教师只是简单地提示"调动核心"，瑜伽练习者可能会用多种方式做出反应，例如，收缩腹外斜肌，然而它并不属于核心肌群，当这些斜肌紧张时，真正的核心肌群却并没有工作。本书重点关注髋关节和骨盆复合体的提示。正如我们将要看到的，我们需要去学习很多关于该部位的功能性知识。

心理意象

意象是瑜伽和所有运动形式的提示的重要组成部分。意象是在头脑中创造形象和隐喻的认知、自我生成的过程。意象可能出现在动作中，或者出现在没有实际动作的情况下，如挺卧式（挺尸式）。通常情况下，意象围绕知觉运动或想象运动展开。使用意象的一个原因是，想象中的和实际执行的动作在结构和功能层面上是等效的。意象可以激活大脑区域，并与实际执行相同动作时激活的大脑区域重叠。意象对大脑的训练效果与实际运动类似。

意象具有许多益处和优势。它会影响自主神经系统，因此可以对呼吸、血压和心率产生积极的影响。意象还可以改善精力、注意力、动机和自信，并且可以在肌肉中调动更多的运动单位，提高其启动速度，并减少不必要的肌肉拮抗运动。

无论是哪种类型的瑜伽风格，都包含寻求、内省和发现的因素。古代的瑜伽练习者们通过许多工具和大量练习来做到这一点，当然包括冥想和内省来感受身心。据说，这种方法的发现是因为许多专注于某一特定中心的瑜伽练习者都有过类似的体验。到目前为止，他们的共同经验成为我们了解自我身心的方式。

但是，如果瑜伽练习者没有特定的信息，若瑜伽练习者非常专注于感受肚脐后面，介于肚脐和腰部之间的地方，将会发生什么？瑜伽练习者能感受到他对某一点的感觉比其他任何点都强烈吗？这个点就像磁场的中心一样。瑜伽练习者能集中精力于那一点并想象任何图像、文字或颜色吗？瑜伽练习者每天花几分钟时间记录自己的体验会不会很有趣？请查看、记录并注意那些反复出现的图像。

这与瑜伽教师要求瑜伽练习者去想象一朵十瓣莲花、想象黄色、感觉火的性质或力量以及自立是完全不同的方法。当然，所有这些都是有益的实践，但是这与没有方向的"探索"是完全不同的。

与瑜伽中的许多其他事物一样，如果瑜伽教师告诉瑜伽练习者脉轮是怎么回事，并且瑜伽练习者相信这是认识身心的唯一方法，那么遗憾的是，瑜伽练习者可能会花时间寻找某些东西，但这不是真正的探索。更糟糕的是，当瑜伽练习者找不到这些东西时，或者如果瑜伽练习者对信息感到困惑，除了自我怀疑和认为自己有问题或没有足够的悟性之外，瑜伽练习者没有任何经验去找到它们。体验身心并不局限于那些被启发的人，我们都有能力去体验这种感受。

现在，让我们开始探索瑜伽的解剖学功能，并运用意象将瑜伽应用于我们的身体。

第1章　骨盆解剖与功能

骨盆，源于拉丁语的"盆"，位于下肢和脊柱之间。它为盆腔脏器提供支撑，并为筋膜和肌肉提供附着点。由于它位于身体3个最长的杠杆之间，即脊柱和双腿之间，因此它必须能够安全地承受极大的力量。

骨盆由两部分组成，每一部分包括3块骨骼：髂骨、耻骨和坐骨（图1）。坐骨源于德语，意思是可以坐在上面的骨骼。本书采用了德语术语来表示其隐喻的实际含义。

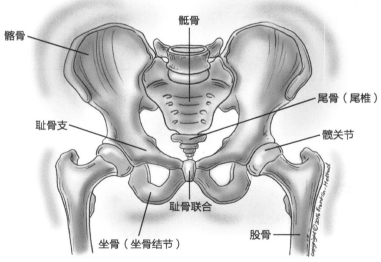

图1　骨盆前视图

- 髂骨
- 骶骨
- 尾骨（尾椎）
- 耻骨支
- 髋关节
- 耻骨联合
- 坐骨（坐骨结节）
- 股骨

为了更好地认识与想象骨盆环，我们可以通过触诊（触摸检查）了解相应的结构。这些结构包括髂嵴、坐骨、尾骨、耻骨支和耻骨联合等（图2）。

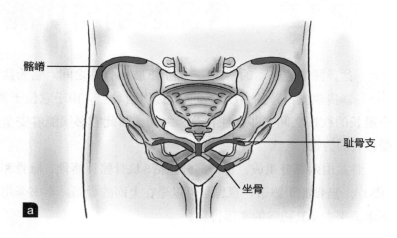

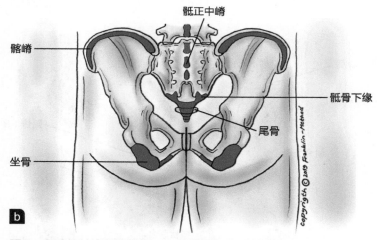

图2 骨盆的触诊骨骼结构：a. 前视图；b. 后视图

实践

用指尖触摸所有的骨骼结构：髂前上棘、髂后上棘、骶骨后部、坐骨、尾骨、耻骨支和耻骨联合。我们可以通过向腿部旋转骨盆来屈曲髋部从而触及坐骨（图3）。

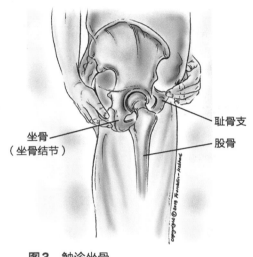

坐骨
（坐骨结节）

耻骨支

股骨

图3　触诊坐骨

从背面看，骨盆看起来有点像罗马拱门，骶骨是基石，两个股骨产生从两侧向上推的力。从侧面看，它看起来像一个顶部有扇子的甜甜圈，或者像数字"8"（图4和图5）。髂骨、耻骨、坐骨在髋臼（拉丁文意为小醋杯）处汇合。人在刚出生时，这3块骨骼并没有连接，直到16岁才完全融合。

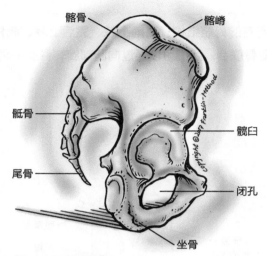

髂骨　　　　髂嵴

骶骨

髋臼

尾骨

闭孔

坐骨

图4　骨盆侧视图

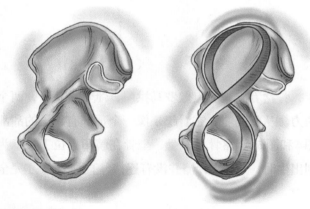

图5　骨盆局部

如果我们从骨盆的上方或下方观察骨盆，则会发现坐骨结节和髂骨处于不同的平面上（图6）。

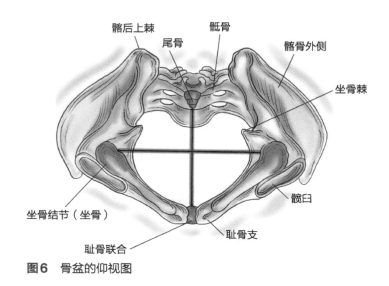

图6 骨盆的仰视图

左右髂骨由后向前呈"八字"形，后方间距较近，前方间距较远；而坐骨由前向后呈倒"八字"形，后方间距远，前方间距近（图7）。

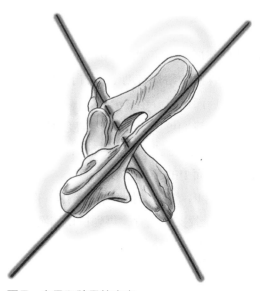

图7 坐骨和髂骨的方向

实践

如果我们用手从上至下滑过髋骨的内表面，就完成了一个向内旋转的螺旋运动。髋骨类似于螺旋的一部分（图8）。

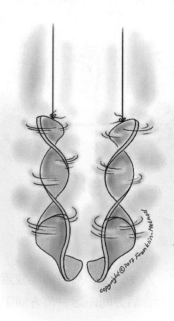

图8 髋骨像一段螺旋桨，也像一个弯曲的风铃

由于骨盆的两部分都形似数字"8"，因此两者的结合就构成了两个螺旋连接的数字"8"。想象骨盆的结构有助于我们了解骨盆的两部分是如何进行三维运动的，我们将在后面进行介绍。

如果从上方看骨盆，我们可以看到不同维度的拱形结构。例如，您会注意到髂骨和耻骨支向内弯曲。骶骨是冠状面（额状面）中各骨盆弓的基石，而髋关节是水平面与矢状面中的各骨盆弓的基石。

骨小梁或传递力的骨内结构（骨骼内部支撑）揭示了重力通过骨盆的"正确"路径：从骶骨到耻骨支和坐骨，再到拱顶和髋臼的中央区域。无论我们是坐着还是站着，重力的传递路径都是如此，只是我们坐着的时候，重力会转移到坐骨而不是髋臼。

但是，我们坐着时，骨盆有向后旋转的趋势，从而使背部变圆，给胸椎和腰椎施加过大的压力。重力通过耻骨支，可以增强前足弓。髋臼的外旋使耻骨弓能够将力量导向与回旋运动相反的方向，即朝向基石。

骶　骨

骶骨由5块融合在一起的椎骨组成（图9）。它的形状（前视图）像细长的三角形或楔形，顶部较宽，底部较窄。与脊柱的其他部分不同，骶骨不是近似垂直的，而是从腰椎向后倾斜的。它的背部凸起，前部下凹，这使骨盆内的器官有更多的空间。骶骨的前上缘称为"骶骨岬"，深入人体内部。

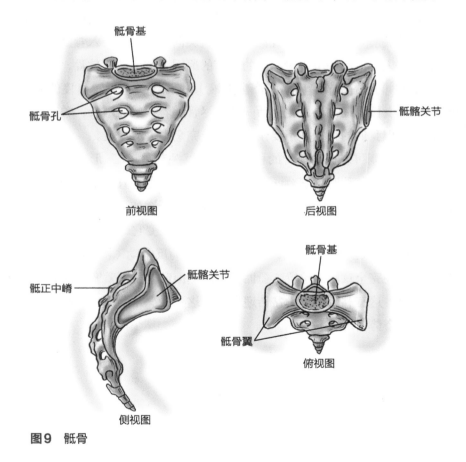

图9　骶骨

　　骶骨通过关节面和椎间盘与脊柱相连。下方的骶骨尖通过另一个小椎间盘与尾骨相连。骶尾关节可以向任何方向弯曲和伸展15度。

　　为了理解骶骨的形状及其与腰椎的关系，我们需要考虑人类行走的进化过程。人类是从依靠指节行走的灵长类动物，如类人猿或黑猩猩，进化而来的。这些动物不太适应直立行走，它们的脊柱没有人类的平衡曲线。因此，它们的背部肌肉必须很用力才能保持直立姿势。与人类相比，它们用双腿走路的效率很低。

　　为了将躯干固定在骨盆上方，逐渐形成了腰椎前凸（前曲）。颈椎前凸使头部位于骨盆上方，并形成人体脊柱的双"S"曲线。

　　因此，连接骶骨和骨盆的关节位于腰椎的背侧，并且位于髂后上棘的前方。在这种姿势下，上身的重量会压迫骶骨前部，导致骶骨向前旋转。如果我们的骶髂关节是球窝关节，我们的腰椎就会向下旋转并进入骨盆。这就是骶髂关节是人体滑膜关节中最稳定的关节的原因（关节含有软骨，还有一层特殊的细胞排列在关节囊内，能产生滑液），骶髂关节只有2~4度的旋转度和滑动度。女性往往比男性更灵活一些。尽管随着年龄的增长，关节表面会变得粗糙，但我们的目标是不要让这个关节完全失去活动性。

　　有几种机制可以提高骶骨的稳定性。骶髂关节呈"L"形，类似于回旋镖。当骶骨向下移动时，它会同时旋转和滑动，首先垂直向下移动，然后水平向后移动。这个动作给许多支撑骶骨的强健韧带增加了负荷，但也给了它们更多的时间来吸收力。在向上运动时，骶骨会改变它的运动路线。

　　骶骨向下的运动称为章动，向上的运动称为反章动（图10）。与反章动位置相比，在完全章动的位置，骶髂关节的侧面贴合得更紧密，因此，章动位置更稳定，这有利于通过骨盆传递负荷。这种情况主要出现在站立、行走及许多瑜伽姿势中。

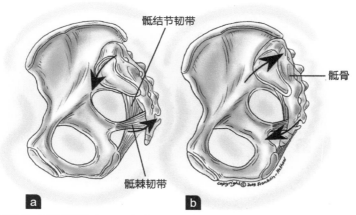

图10　骶骨的运动：a. 章动；b. 反章动

　　稳定骶髂关节的另一种方法是利用肌肉及其相关的韧带和筋膜（图11和图12）。相关的韧带主要包括骶髂前韧带、髂腰韧带、骨间韧带、骶髂后韧带及骶结节韧带和骶棘韧带。大多数韧带通过与肌肉的连接来加强其作用。例如，骶结节韧带向上连接胸腰筋膜的深层，向下连接腘绳肌。

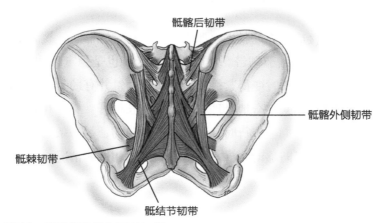

图11　骶结节韧带和骶棘韧带

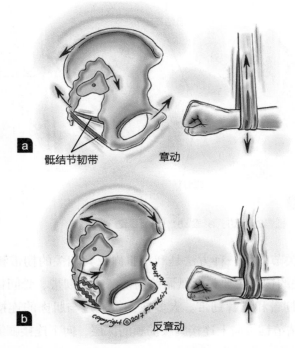

图12 a. 章动期间韧带承受负荷；b. 反章动期间韧带去负荷

　　几块肌肉直接或依靠筋膜连接骶髂肌，以稳定骶髂肌。臀大肌、多裂肌依靠胸腰筋膜连接骶结节韧带。盆底肌和梨状肌也是稳定骨盆的重要肌肉。大部分骶髂韧带在章动时变得紧绷，从而吸收力量并有助于转移负荷。

　　骨盆带需要运动来安全地处理与其相关的长杠杆：脊柱和双腿。步行是一个典型的例子。我们在步行时，通常一条腿向前，另一条腿向后，这需要骨盆的两部分彼此反向移动。许多姿势会表现出相同的情况，即骨盆的两部分需反向旋转（图13）。

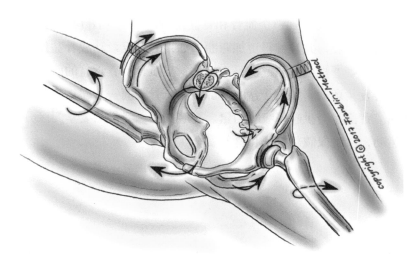

图13　步行时骨盆的两部分在反向旋转

　　人体的骨盆也需要很大的灵活性来吸收力量，如跑步、举起重物或跳跃着地时。我们通过触摸并不容易感受到骶骨的运动。用手触摸骶骨后部也是不可行的，因为这里有很多层筋膜和肌肉，第二和第三骶椎离旋转轴太近，不适合感知运动。从准确性的角度来看，最容易用手触摸的是尾骨，虽然并不能完美地感受到它的运动。我们可以尝试将手指放在尾骨下方，以获得更准确的感受。我们可以慢慢地将姿势转变为幻椅式，并感觉尾骨如何向后移动，再慢慢地向后移动，注意尾骨是如何再次向前移动。重复这个动作三次，并观察骶骨的运动：向下姿势变为幻椅式时是章动，向后向上运动时是反章动。

实践

　　为了更好地观察骶骨的运动，请将双手交叠。双手与躯干前方成45度角，指尖代表骶骨顶部，而手腕的背面代表尾骨尖。双手姿势转变为幻椅式，章动时，双手先向前向上旋转，再向下移动且稍微向后移动。反章动时双手反向运动，双手向后旋转，然后向前和向上移动。用双手练习几次，目的是想象骶骨在骨盆的两部分之间的运动。

脊柱的弯曲程度受到整个骶骨和骨盆位置的影响（图14）。如果骶骨章动，脊柱就会伸展，并且变得更加弯曲。如果骶骨反章动或骨盆作为一个整体向后旋转，则脊柱会弯曲或变平。记住，当骶骨沿着骨盆的两部分运动的时候，才会发生章动。如果骨盆的两部分和骶骨朝同一方向运动，那么髋部将会屈曲，背部将会拱起以吸收力量。在瑜伽中，我们需要学习区分骶骨和骨盆的运动，以确保髋部打开和背部安全。

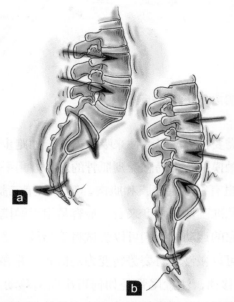

图14　脊柱的章动和反章动：a. 当骶骨章动时脊柱伸展并变得更弯曲；
　　　　b. 当骶骨反章动时脊柱弯曲

骨盆的两部分

骶骨的运动与骨盆的两部分的运动有关。当骶骨运动时，髂前上棘会进行一种名为向内扩展的向内侧运动，而坐骨则相反，它们向外侧运动并向外扩展。当我们站着屈曲髋部和腿时，可以感觉到坐骨的运动。

实践

　　触摸坐骨，然后将姿势转变为幻椅式，您会感觉到坐骨在向外扩展。如果很难触摸到坐骨，您只需想象它们在向外运动即可。恢复起始姿势，您会感觉坐骨在向内扩展。在这个姿势中做几次前后运动，当向下移动时，会感觉坐骨在向外扩展，而当向上移动时，会感觉坐骨在向内扩展。

　　双手放在骨盆前面的髂嵴上。将姿势转变为幻椅式，当我们向下移动时，双手向内侧滑动，感觉髂骨和骨盆的两部分在向内扩展。当向上移动时，双手向外侧滑动，感觉髂骨在向外扩展。重复上述动作3次，向下移动的时候，感觉髂骨在向内扩展，向上移动的时候，感觉髂骨在向外扩展（图15和图16）。

　　参见图15和图16。

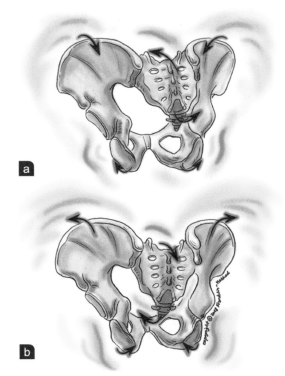

图15　骶骨在骨盆上的运动：a. 在章动过程中，骨盆的两部分向内扩展；b. 在反章动过程中，骨盆的两部分向外扩展

实践

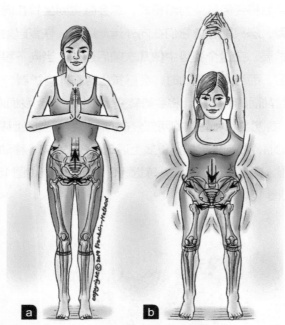

图16 骨盆的运动：a. 站立（非幻椅式）时；b. 转
为幻椅式时

例如，当您将一条腿抬离地面进入树式时，该侧的骨盆会与另一侧的骨盆发生相对移动（图17）。骨盆的一部分将稍微向后旋转，这也称为骨盆一部分的反章动。当您放下抬起的腿时，骨盆的一部分将向前旋转或章动。

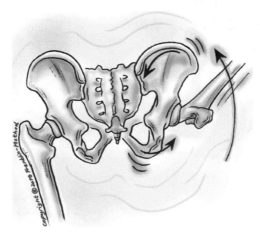

图17　单腿离地时骨盆一部分的运动

实践

用手触摸髂前上棘和坐骨，可以明显感觉骨盆一部分的运动。首次练习时，在矢状面上将腿抬至身体的前方，而不是像树式那样将其抬到身体的侧面。双手放在坐骨和右侧骨盆的髂前上棘上，慢慢抬起右腿，注意坐骨如何向前运动及髂前上棘如何向后运动。放下右腿时，感觉坐骨如何向后运动及髂前上棘如何向前运动。重复这个动作几次，感觉骨骼的运动。当您完成动作后，比较髋关节的灵活度及高抬右腿和左腿的轻松程度。

现在，用另一条腿进行相同的触摸练习：双手放在坐骨和左侧骨盆的髂前上棘上，慢慢抬起左腿，注意坐骨如何向前运动及髂前上棘如何向后运动。放下左腿时，感觉坐骨如何向后运动及髂前上棘如何向前运动。重复这个动作几次，感觉骨骼的运动。当您完成动作后，双腿并立，感受骨盆的姿势；交替抬腿，注意动作的轻松程度。

把这个运动比作车轮运动是一个非常简单且有用的比喻。我们可以把骨盆的两部分想象成车轮（图18）。当我们抬起一条腿时，与腿同侧的骨盆部分像车轮一样向后旋转；放下腿时，该侧的骨盆部分向前旋转。

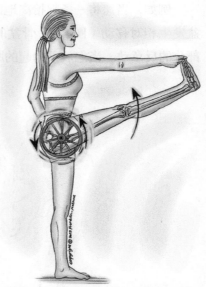

图18 单腿站立伸展式（手握住脚尖的姿势）：抬腿时可以将同侧的骨盆视为一个车轮

实践

双手放在骨盆两侧，张开手指，将骨盆的两部分想象成车轮。当您交替抬腿时，双手像车轮一样旋转，以支持骨盆的两部分的运动。当您抬右腿时，右手向后旋转；抬左腿时，左手向后旋转。当您放下腿时，旋转方向正好相反。

显然，非站立侧的骨盆部分与姿势侧的骨盆部分所做的动作不同。如果骨盆的两部分所做的动作相同，整个骨盆都向后旋转，那您就会摔倒。姿势侧的骨盆必须将所有重量从上半身转移到站立侧腿上，站立侧的骨盆部分会稍微向上和向前运动。

实践

将手指放在您想要支撑体重一侧的髂前上棘上。当您用另一侧腿支撑体重时，请注意髂前上棘如何轻微地向上和向前运动。双侧的动作应该一致。

在姿势侧，髂前上棘向后移动；而在站立侧，髂前上棘向上和向前移动。为了平衡力量，骨盆的两部分向相反的方向运动。骨盆的两部分在行走时反向旋转。

实践

将双手放在骨盆的两侧，并把骨盆的两部分想象成车轮。当您抬起一条腿时，想象两个车轮会反向旋转。当您抬起右腿时，右侧骨盆向后旋转，而左侧骨盆则相对向前运动。当您抬起左腿时，左侧骨盆向后旋转，而右侧骨盆则相对向前运动。

相对运动有助于提高骨盆的稳定性和灵活性。平稳流畅且高效的运动可以平衡力量并将身体重心保持在支撑基础的上方。

当您抬起一条腿时，实际发生的第一件事不是抬起腿，而是骨盆的反向运动，以平衡这条腿。这是因为只有当身体重心保持在支撑基础的上方时，您才会处于平衡状态。如果您想长时间保持一个固定的姿势，并以一种僵化的方式转变为下一个姿势，那么您将很难平稳地转换姿势。

髋 关 节

髋关节是典型的球窝关节，周围有大量肌肉和韧带支撑。股骨头位于髋臼，髋臼位于腹股沟韧带中部1/3的正下方。腹股沟韧带是腹外斜肌腱膜（扁平肌腱）的卷曲末端，延伸至耻骨结节（耻骨联合外侧的突出骨）和髂前上棘之间。髋臼位于髋骨外侧面中央（呈半球形深凹），朝向外下，股骨头朝向内上。当我们站立时，股骨头也朝向内侧前上方。这就是股骨头前部没有被髋臼很好地覆盖的原因。在完成骨盆向前移动的动作时，股骨头会远离髋臼窝。同样，当指示人们"收起骨盆"（后倾）时，股骨头会向前推动。幸运的是，髋臼唇（由纤维软骨构成的柔性环）使髋臼窝的大小增加了约30%。髋臼唇改善了髋臼窝对股骨头的抓力，同时保持了轻微的负压，将股骨头向内拉。

关节是两个骨骼的连接点，包括3种基本的运动。股骨可以在相对固定的骨盆上运动，骨盆可以在相对固定的股骨上运动，两个骨骼也可以同时运动。这些运动可以发生在3个平面上：矢状面，将身体分为左右两部分；冠状面，将身体分为前后两部分；横断面，其将身体分为上下两部分。股骨或骨盆在矢状面的运动称为屈曲和伸展，在冠状面的运动称为外展和内收，在横断面的运动称为外旋和内旋（图19和图20）。

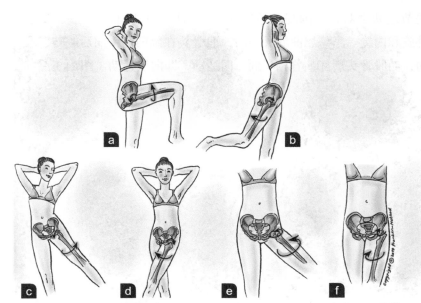

图19 股骨在骨盆上的运动：a. 屈曲；b. 伸展；c. 外展；d. 内收；e. 外旋；f. 内旋

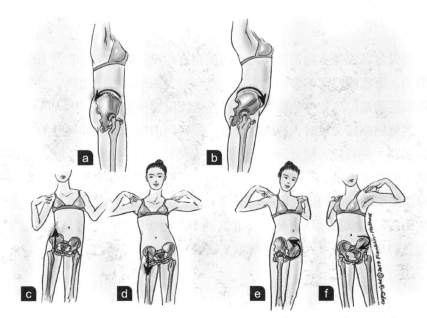

图20 骨盆在股骨上的运动：a. 伸展——骨盆后倾（收起骨盆）；b. 屈曲——骨盆前倾（骨盆下降）；c. 内收——向上旋转；d. 外展——向下旋转；e. 骨盆在股骨上外旋；f. 骨盆在股骨上内旋

关节运动学对骨骼围绕关节轴的运动的描述有屈曲、伸展、外展、内收、外旋和内旋。当您屈曲髋关节时，股骨头在髋臼窝中向后旋转，股骨向上运动，而股骨头后部朝着相反的方向运动，即向下运动（图21）。

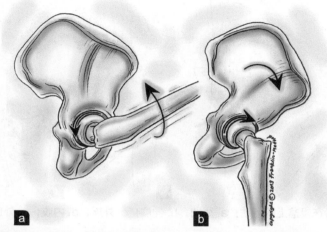

图21 髋关节屈曲和骨盆旋转的运动：a. 股骨头在髋关节屈曲时的运动；b. 骨盆向前旋转时，髋臼在股骨头上的运动

当骨盆在股骨上向前旋转时，情况正好相反：髋臼窝在股骨上向前、向下滑动，而在髋臼窝的表面上有一个点与髂骨的运动方向相同。想象髋关节的精确运动是提高姿势的精确性和轻松性的重要一步。

当您屈曲膝关节时，股骨向外旋，胫骨向内旋。当您伸展膝关节时，两者的运动方向相反：股骨向内旋，胫骨向外旋，自主旋转约5度。股骨髁的形状（股骨下端的两个突起与胫骨平台共同形成膝关节）、膝关节的十字韧带和膝关节的侧副韧带共同驱动了这种自主运动。换言之，这是一个完全功能性的提示，就像章动一样。功能性提示是瑜伽教师应该理解的首要提示，因为它们是瑜伽练习者理解运动的基础。

实践

双腿伸直站立，上身向前倾斜，双手放在膝关节上方的大腿上，您可以感觉到股骨的内侧髁和外侧髁的运动。为了更好地感受股骨的旋转，您的拇指应放在大腿内侧，其余的手指应该放在大腿外侧。不要将旋转与内收或外展相混淆，因为内收和外展属于股骨的横向运动。

屈曲膝关节，感觉股骨沿其长轴外旋。现在，伸直膝关节，感觉股骨内旋。重复这个动作，直到您清楚地感觉到股骨的旋转为止。膝关节伸展时，这种感觉最明显。

当您将股骨的运动与骨盆的两部分的运动进行比较时，您会发现它们的运动方向相反（图22）。当您屈曲双腿时，髂骨内收，骨盆的两部分内旋，股骨则外旋。当您伸展双腿时，髂骨外张，骨盆的两部分外旋，股骨则内旋。

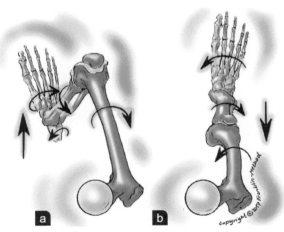

图22　从上方看腿骨（右腿）的反向旋转：a. 屈曲腿时，股骨外旋，小腿内旋，脚则相对外旋；b. 伸展腿时，股骨内旋，小腿外旋，脚则相对内旋

实践

练习幻椅式向内向外的动作，同时观察骨盆的两部分和股骨的运动。当您屈曲双腿时，想象一下骨盆的两部分在内旋，股骨在外旋。为了强化意象，当您屈曲双腿时，可以在心里重复"骨盆向内，股骨向外"；当您伸展双腿时，可以在心里重复"骨盆向外，股骨向内"。

实践

一只手放在骨盆的一侧，另一只手放在同侧腿的股骨上。当您屈曲双腿时，骨盆上的手向内滑动，同时向外滑动股骨上的手。您的双手应围绕骨盆和股骨水平滑动。当您伸展双腿时，请执行相反的动作：骨盆上的手向外滑动，同时股骨上的手向内滑动。重复这个动作10次，然后比较双腿。您可能会注意到，您练习过的那条腿会更稳定、更灵活。

骨 节 律

　　骨骼的反向旋转一直贯穿着整条腿及整只脚。在富兰克林方法（Franklin Method）中，我们把骨骼自然而安全的运动方式称为骨节律（图23）。

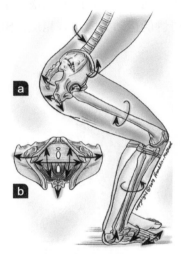

图23　幻椅式：a. 侧视图，骨节律；
b. 盆底肌随着骨节律而拉伸

　　这项运动的目的是什么？为什么这个目的不容易理解？当您屈曲和伸展双腿时，您可能会看到膝关节在向前移动，而骨盆在向下移动，但也可能会错过同时发生的反向旋转。

　　骨节律之所以重要，有两个根本原因。与四肢屈膝走动的动物相比，人类走路时，膝关节是挺直的。人类的骨盆在直立的腿上滑行，就像是一条横梁。骨盆的这种反应会让人想到撑竿跳高，或者由长桨推动的威尼斯贡多拉。骨节律使腿部在刚性支柱和灵活的吸收结构之间高效地来回切换，这样可以提高运动效率。

　　如果像狗一样屈曲膝关节并抬起脚后跟，您需要更有力的股四头肌和腘绳肌。四足动物的一个优点是它具有4个圆柱（腿）来驱动它的运动。但人类具有更大的耐力，这在进化上有很大的优势，例如，动物无法跑完马拉松。

反向旋转的另一个优点是吸收力量和产生力量。高效运动意味着该运动具有高动能输出比。人类的肌肉骨骼系统整合了3个维度以提高效率。当您在跳跃着陆时屈膝，腿骨不仅会向前运动，还可以反向旋转，以促进对各个维度的力量的吸收（图24）。想象一下，踩着滑雪板从斜坡上急速下滑时，如果您突然需要停止，可以通过滑雪板的曲线摆动来促进对力量的吸收。尽管如此，由于胫骨与股骨髁的运动方向正好相反，因此您的膝关节似乎应与第二个脚趾保持对齐。

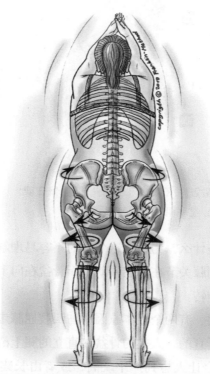

图24 幻椅式骨节律的后视图

传统的对齐教学方法将重点放在为骨性标志及它们之间的关系上。一旦标志在正确的位置上（如膝关节在第二个脚趾上方），我们就对齐了。尽管这个想法很有用，但它并不能反映人类运动的本质，因为当您屈曲和伸展双腿时，这些标志会发生相对移动，膝关节会在第二个脚趾上方摆动。膝关节屈曲得越多，与第二个脚趾的中间距离就越远。当您拉伸膝关节时，对齐位置则会向外侧移动。

　　对齐和吸收力量是兼容的，只要您在练习中掌握好运动稳定性的概念即可。即使骨性标志在变化，我们也可以通过腿部的重力线保持稳定，而试图将骨骼标志的结构保持在固定位置上的做法，实际上只会阻碍运动。

　　动态对齐所带来的挑战通常是心理上的。即使您已经学会了静态的位置对齐模型，想要在一开始就掌握运动稳定性的概念还是会很困难。

　　但不可否认的是，对三维力量的吸收和产生，是支持人体对齐动态特性的最佳方式，可以产生最佳的运动效率。一旦您实践了这个理论，您将会发现自己在瑜伽练习中的进步很快。

　　在微调运动控制中，骶骨章动和骨盆运动同时开始，而髋骨相对于这些骨骼做相反运动。这是髋关节自由运动和骨盆动态运动的关键。

　　在髋关节伸展过程中，会发生相反的运动：骶骨反章动，股骨内旋，而髋骨相对于骶骨章动。

脊　柱

　　到目前为止，我们一直在研究骨盆、骶骨和腿部之间的关系。脊柱直接与这三部分中的骨盆相连。当骶骨章动时，骶骨的上端，也就是脊柱的底部，会向前移动并带动脊柱前进，从而导致腰椎曲线加深。这不是一个很大的变化，却是一个重要的变化。深度的腰椎前凸通常被认为是需要纠正的错误，但实际上，人类需要腰椎前凸。脊柱的进化是为了将躯干置于骨盆之上，以便直立行走。同时，它提高了人类更有效地使用腰部肌肉（多裂肌）和相关筋膜（胸腰筋膜）的能力。背部太直容易受伤。脊柱的弯曲程度对力量的吸收以及为肺和心脏创造空间也有重要作用。当骶骨反章动时，脊柱再次变平。这种从深度的腰椎前凸到脊柱平直的变化是人类日常行走中很自然的事情。您每迈出一步，脊柱的弯曲程度就会因吸收脚部撞击地面的冲击力而加深。在接下来的一瞬间，脊柱会再次延长，为迈出下一步做准备。

　　在许多瑜伽姿势中，脊柱的侧向屈曲和旋转很重要。当您侧向屈曲时，骨盆和脊柱的反应并不一致。脊柱向右屈曲时，骨盆呈螺旋形（图25），左侧骨盆向后旋转，右侧骨盆向前旋转。脊柱向左屈曲时，右侧骨盆向后旋转，而左侧骨盆向前旋转。这些动作虽小，但我们可以感知到。在脊柱侧向屈曲期间，试着保持骨盆固定会阻碍脊柱的运动。骶骨的反应是略微转向向后旋转的骨盆部分。发生这种情况的原因有两个：向后旋转的骨盆部分会拉动骶骨前进；骶骨在屈曲的一侧会进行更明显的章动，从而旋转到另一侧。

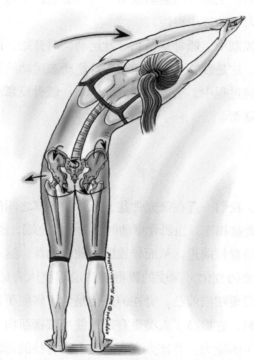

图25 脊柱向右屈曲对骨盆骨节律的影响

　　旋转脊柱时，骨盆的两部分也会反向旋转。旋转侧的骨盆会向后旋转，而另一侧的骨盆会向前旋转。骶骨也会略微转向运动侧。这些动作都很小，但如果您在旋转、侧屈和旋转时，将指尖同时放在两侧的髂前上棘上，可以很容易感受到这些动作。图26和图27还显示了胸腔的结构变化。如果肋骨保持固定，则会阻碍脊柱运动。肋骨是人体内较脆弱的骨骼，用于调节呼吸。

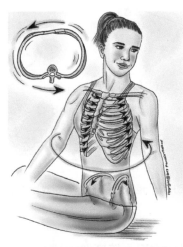

图26　坐姿，脊柱旋转对骨盆的两部分和胸腔的影响

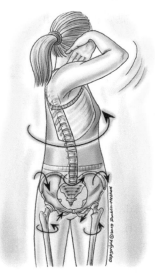

图27　站姿，脊柱侧向旋转对骨盆的影响

使骶骨章动的肌肉是竖脊肌，它最低能达骶骨后部，将骶骨从后面向上拉。使骶骨反章动的肌肉是盆底肌，它与骶骨下端的前部相连。可以这么说，竖脊肌和盆底肌在骶骨上处于一种拔河状态（图28）。

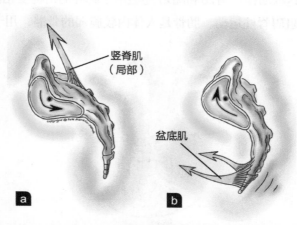

竖脊肌
（局部）

盆底肌

图28 章动与反章动：a. 竖脊肌使骶骨章动；b. 盆底肌使骶骨反章动

腹直肌和大收肌收缩，使得髋骨向后运动，骶骨向前运动。另一方面，缝匠肌、股直肌、耻骨肌、长收肌、短收肌和背阔肌收缩，使得髋骨向前运动，骶骨向后运动（图29）。

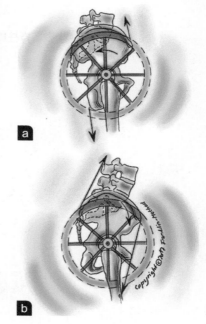

图29 骨盆的一部分可以视为车轮：a. 腹直肌和大收肌向后旋转骨盆的一部分；b. 缝匠肌、股直肌和背阔肌向前旋转骨盆的一部分

平衡的骨盆运动有助于我们想象协助骶骨章动的肌肉：竖脊肌、腘绳肌和腹直肌。当我们站立时，只需屈曲髋部和腿部关节进行练习，也可以反向进行练习。想象髋屈肌、背阔肌和盆底肌协助骶骨的反章动（图30）。

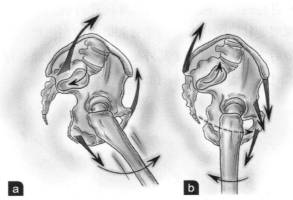

图30 章动和反章动中肌肉的运动状态：a. 协助章动的肌肉；b. 协助反章动的肌肉

重要的是要记住，重力和地面反作用力会产生章动。在站立状态下，股骨向上推骨盆，使其向后旋转。股骨通过地面产生反作用力之后，躯干的重力线也到达骨盆位置，导致骶骨自然章动（图31）。

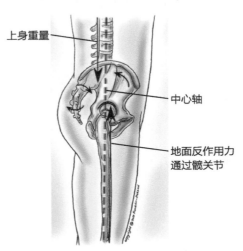

上身重量

中心轴

地面反作用力通过髋关节

图31 重力和地面反作用力引起骶骨章动

在大多数情况下，肌肉的内旋与髂骨的向内扩展（内扩）协同作用，肌肉的外旋与髂骨的向外扩展（外扩）协同作用。

腹横肌是髂嵴的内旋肌，与腹内斜肌一起扩张髂嵴。腰方肌、耻骨肌、长收肌和短收肌辅助髂嵴进行内扩。许多深层的旋转肌通过横向拉动坐骨和耻骨来辅助髂嵴进行内扩，包括闭孔内肌和闭孔外肌。

盆底肌在深层旋转肌的帮助下将坐骨和耻骨拉在一起。当骨盆的两部分外扩时，髋关节后方的肌肉有助于其外旋。为了使骨盆动态对齐，最好让腹横肌在骨盆外扩时进行偏心收缩（图32）。

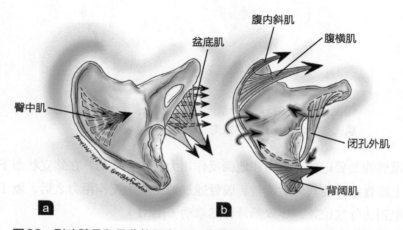

图32 影响髂骨和骨盆的肌肉：a. 使髂骨内扩的肌肉；b. 使骨盆外扩的肌肉

第2章　姿势

本书选择的瑜伽姿势是大多数瑜伽练习者所熟悉的，这些姿势可以作为读者的基础模块，帮助读者理解从一个姿势变为另一个姿势时（如由战士式变为其他弓步姿势），骨盆所发挥的作用。这些姿势突出了骨盆的生物力学机制，也包括了四肢排列的常用提示，而通过观察骨盆与腿部或骨盆与脊柱的关系可以诠释更多姿势（如在战士式中应注意膝关节在第二脚趾的上方。

山式

山式是说像山一样牢固不动的姿势。这种姿势等同于力量的根基和与自然的联结。毕竟，练习瑜伽的目的之一就是培养静止感。但是，静止仅仅意味着排除一切运动，还是体现为一种持续的、微妙的平衡动作？

山充满着生机：植物的生长非常缓慢，让人难以察觉，河流在不断地流动，动物也在不停地运动。

把身体比喻为一座山，山的移动则会带动所有生命活动的改变，身体会发生摇摆。在富兰克林方法中，山式被称为姿势摇摆。这是长时间站立时避免身体疲劳的一种方法，可以将力量和重量分配到身体的不同肌肉和部位。

想象一下，山式的稳定源于身体对环境的适应性；顺应人体在三维空间的运动，自由地呼吸，并且不断地重复。体验这种健康的运动姿势，而不是需要保持完全相同关系的一组骨骼标志。想象您的力量是自由的，身体可以随时向任何方向移动。您可以在运动中实现静止。

与盆骨相关的常用提示及可能出现的问题如下。

- "延长尾骨"或"收起尾骨"似乎能迅速改变过度拱起的腰背或前倾的骨盆，但这也很容易造成另一种屈曲的姿势，并且这对于站立的我们是一个挑战。这种常见的提示会造成骨盆底和腹部的紧张，从而妨碍我们进行正常的呼吸。收起尾骨还会造成髋部紧绷，因为它会引起骶骨的反章动。此外，如果这个姿势是其他站立姿势的起始姿势，那么这些紧张感也将延续到其他姿势中（例如，战士一式中的骨盆前倾）。

可能的意象、提示和方式如下。

- 在富兰克林方法中，"股骨头向上"意味着您要想象您的股骨头，感觉到身体的重量在股骨头的上面。您应该感觉到两个股骨头承受的重量是相等的，而不是在它们的前面或后面。
- 人类摆出动态姿势的目的是能够轻松地运动，随时都可以屈曲髋部。在山式中，您可以直接进入幻椅式，而不必打开髋部或膝关节。动态版本的山式是进行任何进一步运动的基础，并且是有利于我们在日常生活中形成正确姿势的功能性练习。

- 前后左右摇摆您的身体，直到找到一个自然的重心来稳定重心。您可以用骨盆进行相同的尝试，前后左右移动我们的骨盆，以找到重心。
- 稍微弯曲膝关节以感觉髋关节的加深，并想象股骨头像浮标一样抬起骨盆（图33）。
- 保持膝关节的柔软以产生"动态浮力"，而不是像通常教的那样抬起膝关节。
- 感知身体中前后上下的总体流动（图34），将能量的这种流动方式应用到骨盆以及整个身体。

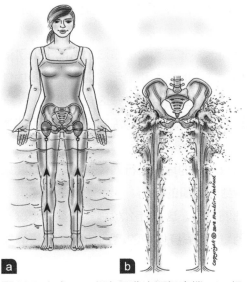

图33 山式：a. 想象骨盆由浮标支撑；b. 想象腿部是有力的间歇泉，从下面支撑髋关节和骨盆

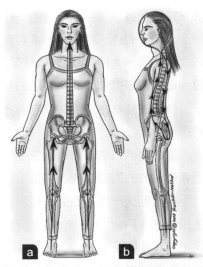

图34 山式：a. 感觉到双腿和脊柱的中心和平衡；b. 感受在脊柱的前部和后部的上下流动

幻椅式

"Utkatasana"通常被称为"幻椅式",但该术语大致翻译为"笨拙的""突然的"或"骄傲的"姿势。人们都认为长时间久坐是一件笨拙的事情,所以这个名字似乎很合适。因为幻椅式的完成需要屈曲髋关节,所以本书讲解了一些解剖学图像的变化。另外,幻椅式贯穿本书,它有助于我们理解对齐这一理念。

本书讲授的大部分对齐方式都起源于哈达瑜伽(Hatha Yoga),意为有力或有意(有时翻译为太阳或月亮)。这与王者伽(Raja-Yoga)和瑜伽经(Yoga Sutras)有关。这些教义的内在哲理是身体是可以被驯服和被控制的,驯服和控制身体是平静心灵的一种手段。

在当今时代,许多瑜伽练习者已转向一种非二元论的方法,从而出现了诸如"不要推得太远"和"听从您的身体"之类的言论和提示。现在,许多瑜伽教师把这些姿势作为日常生活的补充,而不是强迫身体去做这些姿势。

在富兰克林方法中,动态对齐更适合这种学派,瑜伽练习者也更有可能体验身心。

通过这种方法,您可以在生活中所有能坐的地方进行幻椅式练习,以此来增强髋关节的屈曲功能,并且可以体验身体力量的平衡。

要做到这一点,您需要适当地屈曲髋关节。这是什么意思?很多关于这一主题的书(Franklin,2014),有助于我们了解身体中的精巧结构,使我们能轻松地屈曲髋关节。

当我们屈曲髋关节完成幻椅式练习时,接下来会出现骨盆底扩宽、骶骨章动和股骨的自动旋转等情况。它们达成了我们的解剖功能,这是我们身体结构中固有的生物力学机制。无论您是否听说过,它都会发生在我们每个人身上。

我们通过注意常用的提示,以及针对正常功能的一些常见问题,来研究幻椅式。

与骨盆相关的常用提示及可能出现的问题如下。

- 如果您按照平常的提示,将膝关节抱在一起进行练习,则会中止髋关节的屈曲;如果您练习抬起腹部,则会中止骶骨的章动,或者加深脊柱的弯曲程度,尽管在正常的髋关节屈曲过程中,您可以利用更深层的腹部核心肌肉来为腰椎提供更多的支撑，然后只需拉动肚脐和骨盆底就可使骶骨反章动，但是这实际上阻碍了髋关节屈曲。

- 如果练习抬起足弓，则会中断通过足弓吸收力量所必要的平衡作用（图35）。抬起足弓会使腿部外旋，这是因为距下关节相当于一个转换器，抬起足弓时会使得腿外旋；与此同时，骨盆向后运动，而骶骨反向运动，盆底紧张，使得屈髋肌收缩受限，造成下肢的缓冲不足。

- "将尾骨放到地板上，抬起下腹部"是一种美学驱动提示，可以纠正腰部的过度拱起，但是这种收缩动作会抑制盆底肌在髋关节屈曲时的功能，因为它们需要偏心延长，从而导致膝关节和腰部收紧。

- "大腿内旋，使得左右膝关节和足趾互相靠近（内八）"是违背人体骨骼自然节律的提示，屈曲膝关节时，股骨自然外旋，与骨盆的内旋相反。

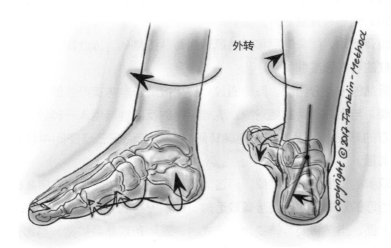

图35 幻椅式：抬起足弓（向后弯曲）往往会使双腿向外旋

所有这些提示源于哪里？这些提示源于对姿势本身不了解，而只是想完成动作。这种想法可能来自这样一种观念：身体是可以被驯服的，且是需要被纠正的。如果提示即指方法，那么这些提示是适宜的。如果您采用瑜伽姿势作为严格控制身体的方法，那么这些提示可能会让您满意。但它们永远不会对身体本身起作用。幻椅式的许多常用提示与生物力学功能背道而驰。使用这些提示可能会导致紧张，而紧张的体验常常被错误地认为是力量。如果我们抱住膝关节并抬起足弓，则身体会感受到功能上的冲突。如果您屈曲髋部并抬起腹部，也会感受到功能冲突。身体的各个部位协同运动以构成一个姿势，它们都是相互作用的，理解了这些相互作用我们就能正确、轻松地完成任何姿势。

可能的意象、提示和方式如下。

- 骨盆在股骨头上向前旋转（图36），股骨头在髋臼内向后旋转。

- 骨盆底扩宽；在富兰克林方法中，这被称为耦合运动，因为髋部屈曲一定会伴随着骨盆底的扩宽。

- 骶骨章动，尾骨向后移动；骶骨是脊柱的基础，因此骶骨的屈曲会使脊柱的弯曲程度加深。

- 骨盆的一部分内旋，股骨通过外旋来抵消骨盆内旋产生的力量。胫骨内旋，与上方的骨盆相对应；这些平衡的反向旋转给人一种膝关节指向前方的感觉，而平衡的反向旋转则有助于我们在三维空间中均匀地分配力量。

- 双脚的反应与骨盆类似，通过加宽和放低来形成更大的支撑基础。

- 当您的双脚和双膝离坐骨较远时，想象您身后有一把椅子，您试图坐在上面。当您将姿势转变为幻椅式时，双脚和双膝会扩宽；当您恢复站立姿势时，双脚和双膝会变窄。加强这一意象的想法，使坐骨远离椎骨底的中心，就像在站立时将其收回一样。

- 一只手放在下腹部，位于髋部之间，用另一只手触摸您的尾骨尖；当您将姿势转变为幻椅式时，可以感觉到尾骨的尖端在向后面的手轻微移动，同时用前面那只手推动骨盆前部，使骨盆轻微提升，这样您可以体验到髋关节屈曲时骨盆的三维平衡运动（而不是将骨盆想象成向前或向后旋转的单个部件）。

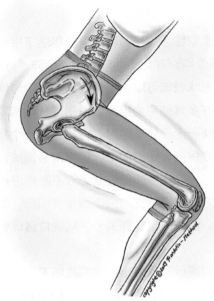

图36 幻椅式：骨盆在股骨头上向前旋转，
髋关节在髋臼中向后旋转

三角式

三角式非常适合意象练习，其名称本身就包括了平衡对齐的意思。

"感受三角形的3个点，并均衡地向每个点延伸。"这种方法来自内部。寻找这些点（手和脚）意味着您可以决定从姿势内部均匀伸展的感觉。

但是，三角式和许多其他姿势相似，通常是从建构项目的角度来进行指导的。这导致我们在旋转一个身体部位时，会抬起另一个身体部位，而且伸展一个身体部位时，双脚会保持一定的角度，这常常会造成许多单独的身体部位有脱节感，一旦做出姿势，这些身体部位就必须不断地进行调整。

另一种更简单的方法是设想支点位于髋关节前部。关键是首先要清楚地感觉和想象关节的位置。我们一旦在髋关节的精确位置体验了三角式，通常就不需要做其他任何事情。

与骨盆相关的常用提示及可能出现的问题如下。

- "从髋部屈曲"是一个有趣的提示。很多瑜伽教师说的都是正确的，但瑜伽练习者不一定会理解，也不一定能清楚地知道髋关节的位置。大多数人认为髋部位于骨盆的顶端，如果将移动起始部位对应在错误的位置，那么它将带来截然不同的体验。

- "使髋关节的顶部向前"可以防止您在前侧腿上出现髋关节屈曲。如果您以三角式向右转，则右腿处于髋关节屈曲状态，这意味着右侧骨盆相对于股骨内旋，而左侧骨盆（顶部）则相对于股骨外旋。

- 根据理解的不同，"将尾骨向后脚跟方向延长"这样的提示会产生多种效果。这种提示通常会通过弯曲骶骨和尾骨之间的关节（通常称为骶尾关节）来收紧骨盆底，还可能会引起反章动，这可能会降低骶髂关节的稳定性。这些反应可能会使支撑腿的髋关节难以屈曲。

- "敞开心扉（扩胸）"听起来是个好提示，也是我们应该一直要做的事情。但在三角式中，胸部转向天空扩展，会使胸椎产生不适的扭转，而手臂则会向后伸到更舒适的地方。

■ "想象您的后背靠在墙上"或"想象您在两块玻璃板之间",这些都是非常静态的提示,因为无论是玻璃还是砖块都无法反映人体的特性及其黏弹性。如果您无意间想到玻璃破碎或墙壁冰冷且粗糙该怎么办?

可能的意象、提示和方式如下。

■ 了解您的髋关节,通过呈杯状的手(代表髋臼)和紧握的拳头(代表股骨头)来演示髋关节。这是一个很好的通过手来演示股骨头在髋臼内的运动(即髋关节的运动)的模型。在进行三角式时,当髋关节屈曲时,是髋臼在股骨头上的滚动,即整个骨盆在股骨头上的滚动。

■ 练习三角式时,想象骨盆在股骨头上运动,就像巨大的卡通眼睑在巨大的卡通眼睛上方闭合一样,或者将骨盆想象成一个巨大的水罐,把水从前侧腿向下倒灌。

■ 骨盆的两部分做不同动作的姿势类似于走路的姿势,您可以用这个姿势来练习功能性动作模式。一旦了解了骨盆的两部分的反向运动,可以将其想象成拧海绵,骨盆的下半部分内旋,骨盆的上半部分外旋。练习三角式时,您可以用双手拧这个三维海绵,以加强对三角式的想象(图37)。

■ 您还可以将自己的身体想象成一个天平(图38显示了半月式的天平图)。

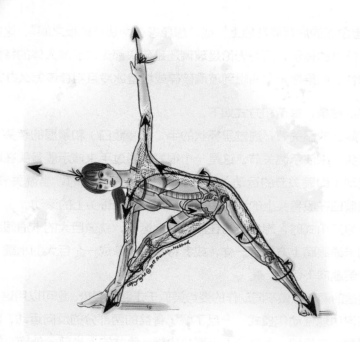

图37 三角式，髋关节聚拢

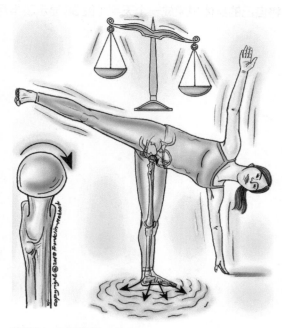

图38 半月式的天平

船式

船式是对髋关节屈曲的一次奇妙探索，练习船式有利于增强腰大肌的稳定功能。

与骨盆相关的常用提示及可能出现的问题如下。

■ 如果您认为骨盆是一个整体，通常的提示为"尾骨向地板方向延长，耻骨向肚脐方向拉伸。"那么您将用脊柱屈曲代替髋部屈曲。尽管这一提示可能意味着核心肌肉的参与，但这不会见效。相反，它能确保腹直肌、腹外斜肌及一些非核心肌肉参与其中。腹直肌是脊柱屈肌，是核心肌群中的整体原动肌而非局部稳定肌；腹外斜肌的主要作用是旋转躯干并协助呼气。真正的核心肌肉附着在单个脊椎骨上，如多裂肌和腹横肌。无论运动方向如何，核心肌肉都会被激活，健康的人不需要随意收缩肌肉。

可能的意象、提示和方式如下。

■ 船式是一种平衡姿势，但如上所述，它可以锻炼髋屈肌和髂腰肌（主要是髂腰肌）。特别是当我们坐着时，大多数人会坐在骨盆的后部，这改变了髋关节脱位（hip flexion offline）的功能。船式是一种训练髋关节屈曲和脊柱稳定支撑身体的好方法。腰椎的精确位置决定腰大肌的激活方式，脊柱前凸的加剧将有利于激活源于脊柱横突的深层腰大肌，而更加弯曲的腰椎将倾向于激活源于椎骨和椎间盘的表层腰大肌。

■ 为了锻炼我们的核心肌肉，增强我们的膈肌和盆底肌的功能，船式则专注于膈肌的运动。膈肌在稳定胸腔方面非常有用，但胸腔仍然会因为呼吸而运动。船式使膈肌和腹壁充分运动，自然会锻炼我们的核心肌肉和膈肌。

■ 在船式中，最重要的是保持肩部和颈部放松（图39）。想象肩部像冰激凌一样融化，保持头部在脊柱上端的平衡感，关注这些部位的流动、放松和融化，从而避免下颌和颈部后侧的僵硬。

- 想象股骨头深深地陷入髋臼，您甚至可以想象得更为夸张，如股骨头从髋臼中掉落下来。
- 我们对这个姿势的一个顾虑是，我们在看到过人们练习伸直双腿和双臂的图片时，如果您不明白这个姿势的目的并试图模仿这种美感，则可能不会理解这个姿势的真正魅力。我们可以先尝试着屈曲膝关节，将双脚或脚后跟放在地板上，身体重心放在身体下方骨骼支点的三脚架上，即两侧坐骨和尾骨尖上。

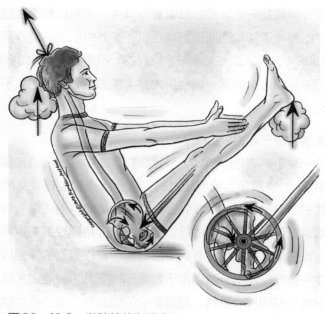

图39 船式，以髋关节为重点

舞王式

舞王式绝不是静态的，并且永远不会重复。舞王式可以简单地理解为伸展单腿髋关节，练习这一姿势是我们日常生活中屈曲髋关节的绝妙方法。

与骨盆相关的常用提示及可能出现的问题如下。

- 这些提示会抑制左右骨盆的自然的反向运动，打破其动态平衡。另外，为什么背部会受到压迫呢？脊柱的前轴正在延伸拉长，脊柱在做一个自然的后伸运动，上提耻骨则会使您很难进行支撑腿的屈髋运动，而支撑腿的屈髋是该动作的关键所在。另外，许多针对尾骨的提示，下拉尾骨会降低骨盆的稳定性。当重心位于身体的后方时，即所有的压力作用于支撑腿的后方，而骨盆并未做出相应的运动，就会导致骶髂关节和髋关节的紧张与变形。

可能的意象、提示和方式如下。

- 想象腿部在空中向后移动，在这种姿势下，股骨头会在髋臼中向前滚动。
- 对于支撑腿，去体会髋臼与股骨头之间运动的平衡。
- 想象一下，骨盆的两部分都是海绵，它们沿相反的方向均匀地旋转（图40）；站立腿一侧的骨盆部分内旋，而姿势腿一侧的骨盆部分外旋，看看您能否将抬起腿内旋与同侧骨盆外旋时的感觉相对应；所有这些旋转相互补充，感觉或看起来好像整个髋部是笔直的，但舞王式实际上是一系列动态的平衡或螺旋运动。
- 想象通过绳子轻轻地将您的身体悬空，以支撑这个姿势（图41）。

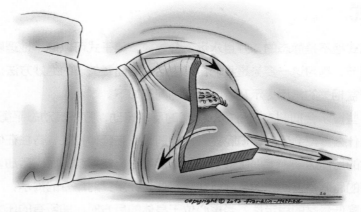

图40 舞王式，骨盆旋转

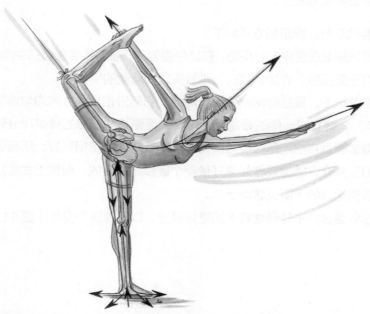

图41 舞王式，以髋关节为重点，股骨头保持平衡

44

树式

（我们可以想象）很久以前的一天，一位瑜伽练习者单腿站立，另一条腿就像弯曲的树枝，双臂向外张开，仿佛在微风中微微地摇动。有人经过，看到该瑜伽练习者保持平衡，然后说："这看起来就像一棵树。"该瑜伽练习者的姿势体现了树的许多要素：扎根于土地、生长时的平衡，以及对静止的幻觉和摇摆的灵活性。

如今，我们有许多美妙的树式变式。每一种变式都需要实现平衡，这实际上是树式不断发生变化的过程。您无法预测这些变化，您不知道下一个树式是怎样的，因为即将发生的变化是不同的，这是人类姿势的一部分。背痛的人的运动变化性很小，因为身体的某些部位难以运动，而其他部位则无法保持平衡。因此，欣赏每个姿势的变化是有好处的。

观察一棵树：树根在树干之下，树枝向四面八方伸展。树木永远不会完全静止。它们能够随风弯曲。如果它们是刚性物体，那么世界上就不会有树木了。它们是强大的，因为它们与地球相连，还因为它们能够随风和生命而动。

练习树式的目的之一是在运动中找到稳定性。倾听，不需要预测风。如果我们在练习中将保持平衡等同于保持紧张，那么我们在防止自己被绊倒或摔下楼梯时，我们的反应将会是紧张，这对我们没有太多的好处。如果我们为了保持平衡，需要使用并收缩肌肉，那么我们也会筋疲力尽。

与骨盆相关的常用提示及可能出现的问题如下。

- 有人认为，树式的要点是使抬起的膝关节尽可能伸向远处。这通常会产生一种骨盆锁定的感觉，并使骨盆作为一个整体向前、向一侧移动，这意味着膝关节抬起时的转动，实际上只是骨盆和腰椎的转动。"髋部成直角或居中"是试图解决此问题的提示，但它排除了在骨盆的两部分的关联中发生必要的内部平衡和反向旋转的可能性。

- 另一个会造成骨盆移动的情况是收腹和收缩尾骨。如果您能感觉到股骨位于站立腿一侧的髋臼的中心，并想象骨盆也在那里保持静止，那您的平衡将会更加动态和稳定。

- 在许多站立姿势中都存在的一个挑战是，您试图变高。瑜伽教练可能会告诉您将脊柱向上提，但这很容易让胸部向前凸出，或者让胸腔抬高并远离骨盆。这个动作会让您持续吸气。如果您的确能感觉到身体的中央支柱在向上抬，这看起来可能不会那么突然，但是它将为您进行有效的呼吸并带来内部的空间感。

- 如果您在树式中使用"抬起足弓"和"固定站立腿的膝关节"这样的提示，则会失去对保持平衡至关重要的摆动能力。这时可以尝试单脚直立，抬起站立脚的足弓（您可以通过抬起脚趾来迅速做到这一点），并抬起同侧的膝关节。再试一次，想象一下您的脚可以完全伸展，并且能够体验变化和平衡。看看哪一种动作对您来说更易实现平衡。

- "抬高骨盆前部"或"抬高髋部"的提示通常会导致全身整体抬高，进而会抬高胸腔或肩部。我们实际上是想用这些提示解决身体完全沉向站立腿的问题。

可能的意象、提示和方式如下。

- 想象您的躯干是一棵橡树的圆柱形树干。您能感觉到您身体的后面、侧面和前面吗？

- 想象您的双臂是一棵树的枝干，生机勃勃、绿叶繁茂，并且可以弯曲。想象鲜嫩的树叶从您的双臂和手指上慢慢萌芽，好像羽毛迎接每一缕清风，发出沙沙的声音，这有助于我们形成轻盈和轻松上升的感觉。想象您的头正沐浴着阳光，感受着阳光的温暖。

- 您能感觉到自己的重心位于股骨头的中心吗？想象自己是一棵树，拥有向上直指天空的力量。

- 触摸您的髋部，当您外旋抬起的腿时，您是否能感觉到髋部和腿部运动的区别。在抬起的那条腿上，想象大腿在外旋，髋部在内旋。

- 练习树式，想象您的脚充分伸展，不是因为伸展动作的本身，而仅仅是因为您脚下的柔软的泥土。想象您的支撑站立的脚下的每一个接触点下方都有发芽的根部（图42）。您能感觉到这些树根蔓延的深度、宽度以及树根的大小吗？

- 树式的另一个可靠的意象是确保您可以呼吸，真正地呼吸。一次正常的、完美的、充分的吸气和呼气，不需要额外用力。如果做到这一点，我们的动作可能会非常平衡，您可能不会因为紧张而意识到此时是单腿站立的。

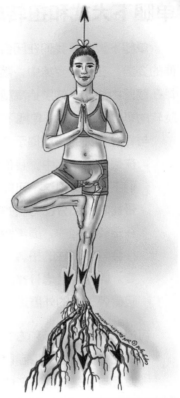

图42 树式，以髋关节为关注点

单腿下犬式和扭转单腿犬式

单腿下犬式是我们在闭合链中（脚放在地板上）在站立腿上练习髋关节屈伸的姿势。在这一姿势中，髋臼可以在股骨上移动，而不是像树式那样只有股骨在髋臼中移动。伸展抬高腿一侧的髋部，这是另一个体验骨盆的两部分反向旋转的机会（图43）。单腿下犬式所有的动作都是对各种身体杠杆的挑战。

与骨盆相关的常用提示及可能出现的问题如下。

- 在最初的变化中，我们经常听到"髋部成直角"或其他形式的提示。我们不仅会觉得这不可能，而且您的两条腿的运动方向相反，这个提示与骨盆吸收和分配力量的功能背道而驰。

- 在扭转过程中，通常会被提示将髋关节顶部指向天空，但是这种提示往往会导致脊柱的扭转。但除了提示的问题，支撑腿发生的变化也同样重要。因为仅考虑骨盆的移动就可以使支撑腿在外侧获得一个支撑的力会阻碍髋关节的外展运动。

可能的意象、提示和方式如下。

- 将注意力放在支撑腿髋部运动上，髋关节屈曲时，想象一下腿后肌群的力量与髋关节前方形成平衡的力。
- 为了帮助髋关节屈曲，想象髋部的髂前上棘接近大腿。
- 对扭转单腿犬式，感觉骨盆在站立腿上旋转，髋关节底部向内旋转，而其顶部向外旋转。

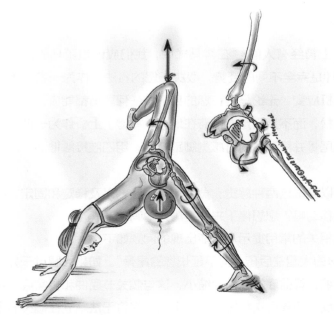

图43 单腿下犬式

奔马式

瑜伽课上曾经有人问："在奔马式中，我们应该是骑马的骑手，还是马本身？"这二种是完全不同的姿势，取决于您的看法。作为一名骑手，您需要反应灵敏、随机应变，无论马匹在您的身下做任何事情都能应付自如。您需要感觉到灵活轻松，而不是固定或停滞在地板（马镫）上。作为一匹马，您应该能轻松地抬起尾骨并移动，同时感觉脚踏实地，用四肢接触地面，而不是只用两只脚。

我们可以尝试这两种感觉：灵活和流动性，以及稳定和固定。练习奔马式时，您想要移动吗？您想停下来并接触大地吗？

与骨盆相关的常用提示及可能出现的问题如下。

- "把您的大腿往后压，向下延长您的尾骨"。如果大腿过于外展，臀大肌会收缩，骨盆底的后部会缩小，这与髋关节屈曲和骨盆底扩宽的耦合作用相反。如果再次将尾骨向下延长，您将无法站立在髋关节上。该提示会使骨盆向后旋转，并会减小髋关节的接触面积，还会对髋关节周围的软骨环（髋臼唇）造成不必要的压力。

- "抬起脊柱"。当髋关节屈曲时，您的脊柱弯曲程度会加深。试图保持脊柱伸直并抬起屈曲的髋关节只会产生紧张感，记住为什么我们会出现腰椎前凸：为了成为直立的人。灵长类动物的腰椎平坦或呈拱形，这对实现步行或直立没有用。

可能的意象、提示和方式如下。

- 将您的骨盆底想象成菱形，位于尾骨尖、两块坐骨和耻骨前部之间。练习奔马式时，想象骨盆底在水平方向上扩展（图44）。
- 想象有一个流动的循环，它在骨盆的前后旋转。
- 用双手感觉髋关节的屈曲：左手触摸右侧髋部，右手感受右侧髋关节的折痕；当您擦过右侧髋部的内侧时，想象一下髋部的折痕在向外融化，有点类似于融化的蜡滴，融化了髋部的外侧。请注意一侧的感觉，然后在另一侧进行同样的练习。

■ 练习奔马式时，想象您的脊柱曲线是一个弹簧，想象弹簧存储的能量，可以帮助您回弹至直立。

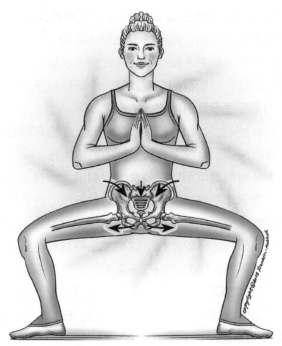

图44　奔马式

婴儿式

当还是婴儿的时候，您的脊柱曲线是"C"形。直到您开始抬起头（形成颈椎曲线）并走路（形成腰椎曲线），才出现我们都熟悉的"S"形脊柱曲线。任何看过婴儿休息的人都知道这是一种最纯粹的姿势。背部的均匀曲线和关节屈曲的特性使我们想到学会抬头或走路之前的日子。婴儿式可以滋养身体和心灵，并调节呼吸。因此，目前我们需要找到一个可以真正休息的姿势。

与骨盆相关的常用提示及可能出现的问题如下。

■ "将额头放到地板上"，如果将头放到地面上，您可能会减小髋关节屈曲度，这将导致腹部、肩部上方和颈部的肌肉紧张。

■ 人们花了很多时间尝试用这个姿势放松肩部，这样可以解决很多骨盆方面的问题。想象您在髋关节屈曲时将骨盆向后方的脚跟移动，那么您将能够感觉到髋关节屈曲产生的所有动作：骨盆底和坐骨扩宽，以及骨盆的两部分向后旋转的车轮动作。这将减小脊柱弯曲或拱起的程度，并放松收缩的腹部肌肉，因为它们不再需要保持固定不动。

■ "让您的坐骨碰触脚跟"，如果这个姿势的目的是让这两个点接触，一个常见的方法是向后旋转骨盆，或收缩尾骨，但这会抑制髋部屈曲，并增加脊柱的屈曲程度。

可能的意象、提示和方式如下。

■ 在四肢支撑式和婴儿式之间转换几次，当您四肢支撑时，感受骨盆底和坐骨的收缩，而当您转为婴儿式时，感受骨盆底和坐骨的扩展。

■ 双手双膝着地时保持双手不动，并使骨盆重新回到婴儿式，而不是让您的双臂或头朝地板下垂。当您的双手保持向前时，"骨盆向后运动"，这样，您的手臂肌肉会产生被动牵引力，您的头会自然落到地面上，但是如果您的髋部升高或髋关节没有屈伸，您可能会错过姿势中真正让人放松的部分。

- 想象一下，感觉髋部折痕的最深处，就像一张折叠的纸，找到那条折痕后，您能软化它吗？想象褶皱像热薄饼一样变软。（当然，您也可以想象在其内部添加了奶酪，创建自己的油炸薄饼的意象。）
- 感觉到婴儿式中两个坐骨扩宽，就像"手电筒"的光芒射向远处（图45）。
- 想象膝关节有同样的深度、轻松度和柔软度，甚至足弓也是。

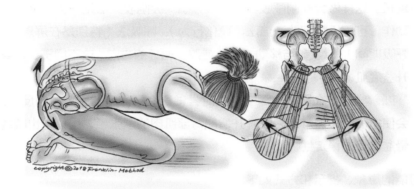

图45 婴儿式：将两个坐骨想象成"手电筒"，其光芒射向远处

花环式

在花环式中，会进行髋关节极度的屈曲，这与人类在自然状态下如厕的姿势相似，它可以按摩内脏器官，延伸到骨盆底，加大髋臼的深度。

与骨盆相关的常用提示及可能出现的问题如下。

- "抬起骨盆底"。髋关节屈曲时，特别是髋关节深度屈曲时，骨盆底偏心延长。这样做会抑制呼吸，造成紧张感。会阴收束法是一种充满活力的动作，可用于特定的清洁法（净化行为）、呼吸法（特别是在屏息/保持呼吸期间），以及参与移动、停止或改变循环的方向，这不同于参与或提升盆底肌。

- "伸展脊柱"。在髋关节深度屈曲时尝试这个动作会造成骶骨的反章动，会使您的髋关节难以屈曲，并增加背部肌肉的紧张感。反章动也减弱了骨盆本身的稳定性。

可能的意象、提示和方式如下。

- 在脚下找到一个平衡点，这样您的体重不仅以脚趾或脚跟为基础。这可能需要一些支撑道具，如脚跟下的毛毯或坐骨下的木块。

- 练习花环式时，想象髋部折痕变软、变深，坐骨在水平方向上扩宽（图46和图47）。

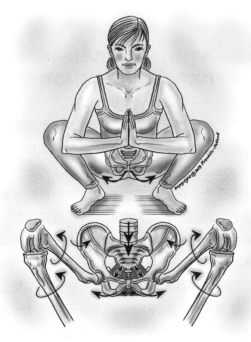

图46 花环式，骶骨、坐骨和骨盆底的运动

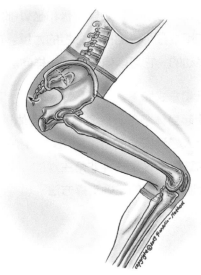

图47 花环式中骶骨下降时的运动

桥式

瑜伽教师使用的提示通常来自他们所教和所用内容的汇编。一位瑜伽教师可能已经发现，在桥式中释放臀大肌的紧张感可以改善他的体验。他可能已经提示了这一点，甚至写入书中或在培训中做出了相应的指导，许多人开始相信这是唯一的方法。现在它成了提示或规则。但是，如果您在练习桥式时认为应该放松臀大肌，这可能会使您无法从功能的角度来探索和展示这种姿势的作用机制。

桥式的要点是什么？为什么要练习桥式？这些都是至关重要的问题，如果您所听到的关于桥式的信息只是如何完成桥式，或者只是如何放松臀大肌，那么这可能是一个非常没有价值的理由。如果您知道今天起床只是为了放松臀大肌，您可能不会起床。

这可能是任何瑜伽姿势中最重要的内容之一，重点不是您做了什么，而是您如何去做。而且，如果您脑中的意象改善了今天的桥式体验，那么它就是适合您的意象。谁来决定您做的事情是否正确？就是您自己。毕竟，我们有3种获得真知（正确知识）的方法：直接经验、推理和来自其他有知识的人的教授。

与骨盆相关的常用提示及可能出现的问题如下。

- "将尾骨向膝关节后方延长"。如果尾骨和坐骨都向前移动，这可能会挤压臀大肌，更不用说整个骶髂关节分担的力量。这进一步证明了盆骨是作为一个整体移动的，它可以像一个球一样向前或向后滚动。

可能的意象、提示和方式如下。

- 练习桥式时，抬起身体前部，想象背部对身体进行连续、平稳的支撑，形成一座桥，让人感到安全的桥（图48）。请注意，如果您练习桥式时尝试抚平背部的皱纹，这是一种非常主观的、个人的做法。可以帮助您找到背部、臀大肌和腿部的正确支撑方法。

- 从骨盆摆动（前后旋转骨盆）开始，然后抬高身体以形成桥式。后倾意味着您正把坐骨拉向膝关节的后部，在抬高身体形成桥式时，想象坐骨不断延长至膝关节，同时增大坐骨和尾骨之间的空间。
- 通过骶髂关节的用力扩展来体验髋部的伸展，我们可以更有效、更轻松地完成姿势。
- 练习桥式时，心里默想：我的身体就是为此而生的，该练习适合我的腘绳肌，我的臀大肌会带动骨盆向上和向前移动。
- 一种有用的桥式变式是保持髋部抬高，并产生轻微的骨盆倾斜，以扩大和缩小骨盆（改变骨盆的容积）。

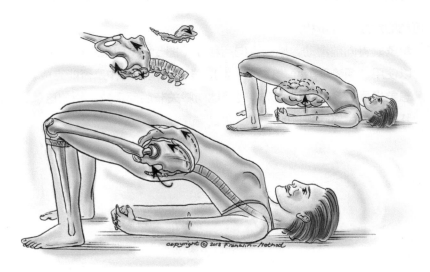

图48 桥式

弓式和蝗虫式

弓式和蝗虫式都整合了髋部的伸展和脊柱的伸展（图49）。这种整合不仅有利于锻炼背部的所有肌肉，帮助您进行伸展，而且会离心延长躯干前部的肌肉。这是一个很好的探索力量在整个身体上均匀传递的机会，因此您不是在简单地抬起枢轴或进行屈曲。

与骨盆相关的常用提示及可能出现的问题如下。

■ "将耻骨压向地板"，这种动作可能会导致臀大肌紧张，并隔离骨盆后部。
■ "将尾骨向膝关节后方延长"，如果骨盆的所有关节都吸收力量，那么骶骨就会轻微地章动（相当于骨盆成为一个向前滚动的车轮，图50）。

可能的意象、提示和方式如下。

■ 想象耻骨向前滚动，尾骨尖向后移动（图51）（如果您在垫子上，则可以使用"朝垫子前面"作为参考），尝试这两个动作是否能完成。
■ 想象坐骨上系有一条绳索，轻轻地向膝关节后部牵拉，想象这条绳索从膝关节的后部向坐骨的后部移动。

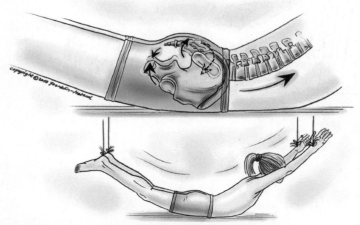

图49 蝗虫式，想象有绳索牵拉，抬起双臂和双腿

58

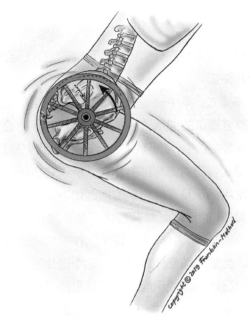

图50 将骨盆的一部分想象为一个车轮

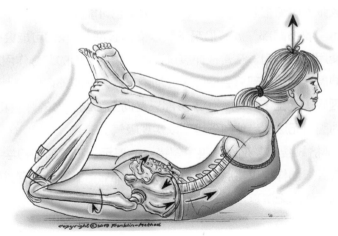

图51 弓式

眼镜蛇式

当提到眼镜蛇时，您会想到什么？最有可能的是，您会想象它的运动，它在发起攻击前会抬起头部。

眼镜蛇式有很多变式，其中一些变式涉及保持相当低的抬头姿势，双臂没有动作，强调对背部竖脊肌的锻炼。一些变式使用双手的拉力来抬高并强调拱起背部。但是，在所有变式中，我们必须练习一种与我们日常生活相反的姿势，即屈曲。由于眼镜蛇式强调对上背部的伸展，所以它适用于平衡坐姿。

与骨盆相关的常用提示及可能出现的问题如下。

- 提示"将耻骨拉向肚脐"，骨盆整体后倾，腰部变平并阻碍伸展，这是眼镜蛇式的目的之一。完成这一提示动作的肌肉主要是腹直肌，腹直肌是脊柱屈肌。当肌肉需要伸展来完成这个动作时，收缩肌肉是没有意义的。怎么能一直使用该提示呢？一个常见的答案是该提示有助于核心肌肉的参与。不幸的是，这并不正确。因为腹直肌为核心肌群中的整体原动肌而非局部稳定肌，而且在伸展时不能发挥其关键功能。事实是，核心肌肉也经常会出现这种情况。这是将收缩（耻骨到肚脐）与核心肌肉的紧张性收缩相混淆的例子，这种情况也可能在伸展过程中发生。

- 提示"收缩髋部"或"抬起下腹以支撑腰部"，我们可能会在错误的时间使用腹部肌肉。在脊柱伸展过程中，腹部肌肉的偏心作用减缓了脊柱的伸展，抬起腹部只会使呼吸更加困难。人的腹部可以向上移动，但也会因呼吸而上下移动。如果腹部只是向上移动，您的呼吸将会非常浅，因为膈肌无法适当地向下运动以实现吸气。

- "肘部挤靠腰部"是一个善意但错误的提示，它试图使初学者不要像老式俯卧撑那样仅仅将肘部外展。如果肘部靠得太紧，手臂骨骼的上端会前倾，使您无法真正打开胸腔。

可能的意象、提示和方式如下。

- 真正进行脊柱伸展时，我们可以感受骶骨和骨盆的三维运动，耻骨轻微地向肚脐滑动，同时骶骨发生章动，或者向后朝双脚滑动，这使脊柱与骨盆在骶髂关节处形成一种巧妙的平衡关系。

- 想象股二头肌的对角线（腘绳肌之一）从坐骨向下并向外延伸，一直到腓骨顶部（胫骨外侧）；想象坐骨通过股二头肌向胫骨方向均匀拉伸，符合骶骨向后滑动的意象。

- 体现眼镜蛇头部有力的抬起和扩宽，它让您想起远古时期的生物，四肢没有分化之前，从海里滑行出来。如果您看眼镜蛇的图片，就会发现它不是向上看而是向前看的，它的头是直立着的；想象您是一条眼镜蛇，您的视线为向前和向下（注视着您的晚餐），身体抬得越高，看到的东西会越多。

- 当您看着眼镜蛇并看到它的兜帽（咽喉和胸部的侧面）膨胀，您的身体应是什么样的？它的心脏朝前，位于兜帽两侧的正中间，向外打开的部位类似于我们胸部的上隔角空间，即锁骨下面、外胸骨和上臂骨之间的空间。下次练习眼镜蛇式时，请想象当您将身体抬得更高时，这个空间会向外张开，体验眼镜蛇兜帽的扩宽；在肘部和腰部之间留出一些空间，想象肘部向外伸展，然后向后伸展，这样您就可以有效打开胸部的外角。

- 利用呼吸扩大胸腔空间，感受因呼吸而抬高和降低的身体。当您吸气时，膈肌朝下运动，肺部充气，腹腔会受到恰当挤压，这一姿势从地面开始，向下挤压会使上身向上抬起；当您呼气时，肺部排空，对腹壁的压力释放，您的身体会向下运动。

- 身体形成一种从头到脚的连续、平滑的曲线感，试着闭上眼睛练习这个姿势。感受一条平滑的曲线，抚平任何感觉上的皱纹，您会觉得那里有更多的褶皱而不是曲线。您可以想象身体前、中、后部的曲线。

- 想象内部器官的移动和调整以完成姿势（图52）。使膈肌因呼吸而运动，您可以感觉上腹部器官和胸腔器官如何自由运动以发挥其功能。心脏通过韧带与胸骨相连，并随着胸骨和脊柱向上移动，肝脏和胃在膈肌下方滑动和调整，膈肌与胸腔一起向上运动。
- 眼镜蛇式可以按摩器官。在上升的过程中，肾脏像海绵一样被挤压；在下降的过程中，肾脏会得到放松，就像海绵吸满了清水。吸气时心脏随着肺部体积的增大向前移动，呼气时随着肺部体积的减小而回到原位。
- 想象脊柱椎间盘的章动。首先，感觉脊柱前部位于身体的什么位置。它应在身体正中心，您是否能从前面感觉到脊柱的弯曲。想象我们在练习眼镜蛇式时，椎骨的后部靠得更近，椎间盘会从后面受到恰当的压缩，椎间盘间的液体向前流动，就像是在挤压水枕的一端；当您恢复姿势时，情况正好相反。您可以先专注于一个部位，然后再专注于整个脊柱。
- 使用眼镜蛇式来准备和训练其他后弯姿势。例如，在战士一式中可以找到眼镜蛇式的动作。

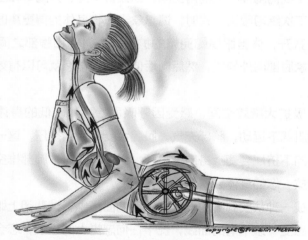

图52 眼镜蛇式，骨盆和器官的运动

下犬式

在互联网上搜索下犬式，您会发现大家对这一众所周知的姿势有不同的看法。例如，有的文章标题为"瑜伽下犬式造成越来越多的伤害"，有的文章又称"下犬式是最重要的瑜伽姿势之一"。

在某些瑜伽流派中，下犬式因呈三角形又被称为"山峰式"或"金字塔式"，它以手脚为支撑，高抬尾骨。有些瑜伽教师认为它是初学者的姿势，而有些瑜伽教师则认为它是相当高级的姿势。

每个名字都对应一个动作。你想尝试狗在早上醒来时伸展身体的方式吗？你想体验金字塔的三点平衡吗？你是否能够流畅地完成动作的练习，就像拜日式一样，一个动作的结束即另一个动作的开始，即两个动作之间有过渡。也许你正在使用这个姿势准备倒立，这时尽可能地使足跟着地，而不是将重量集中在上肢上，去感受那种颠倒的感觉。

下犬式的主要动作之一是屈曲髋关节。如果您难以做出下犬式，那说明您不经常屈曲髋关节。这表明，您在坐着时可能坐在了尾椎上，导致腰椎弯曲而不是髋关节屈曲。这也表明，您在站立或行走时骨盆会向前移动。这些动作比您做瑜伽练习的次数多得多，它们会导致腘绳肌持续紧张，并影响您练习下犬式。

与骨盆相关的常用提示及可能出现的问题如下。

- 在练习下犬式时，对任何两个人来说，不能使用同样的方式进行提示。提示"坐骨上下移动"没有错，它有助于那些在下犬式中不能自然屈曲髋部的人屈髋。但是，如果您只考虑一个方向的运动，只是抬高坐骨，则可能会过度拉伸连接坐骨的腘绳肌，并可能造成瑜伽髋部损伤。此外，对身体柔韧性较好的瑜伽练习者，它很容易导致腰椎过度上拱，从而阻止骨盆底和骶髂关节的参与。提示"收紧小腹"或"收紧肋骨"似乎能够快速见效，但是，柔韧性较高的人会更多地专注于髋关节的屈伸，而忽视对肋骨的收紧。无论如何，收紧肋骨都会使呼吸更困难，因为在吸气（扩张）过程中肋骨需要做与呼气（收缩）相反的动作。

- 提示"大腿内旋"是另一种快速见效的方法，可以让坐骨扩宽。但是请记住，如果坐骨扩宽，则骨节律将使股骨自动外旋。您可以单独练习大腿内旋的姿势，但这强调的是腰骶结合处的伸展，而不是让力量向骨盆底扩散。

可能的意象、提示和方式如下。

- 做一项实验，屈曲膝关节以练习下犬式，使腘绳肌被不均衡地拉伸。练习下犬式时，您能感觉到髋关节屈曲有哪些动作吗？您能感觉到骨盆底正在扩宽（坐骨和尾骨扩宽并相互远离）吗？记住，如果没有这些动作，整个骨盆就会向前倾斜（就像车轮向前倾斜），导致中背部向下运动或伸展（通常称为肋骨伸展）。为平衡这个动作，骨盆需要在矢状面向后倾斜（就像车轮向后倾斜），与尾骨尖远离耻骨相对应。这一切都是同时发生的，没有什么是您应该做的，也没有什么是您可能做得太过的。例如，如果骨盆向后旋转，则会导致腹部紧张，从而使您的呼吸变浅，并使尾骨收缩。

- 开始下犬式时，确定您没有全力以赴。屈曲膝关节并抬起脚跟，而不是将胸部推向大腿，这样移动骨盆时，肌肉有一定的自由度。髋部折痕处可以屈曲。您可以将尾骨朝向您身后墙壁与天花板的连接处，以扩宽坐骨，并将耻骨略微拉向身体（图53）。

- 当您向上和向后拉伸尾骨尖时，会感觉有一个旋转的力量，就好像骨盆在向后旋转（向前向上、向后向下）一样。

■ 想象一下在做动作时，左右坐骨和耻骨之间的距离增大。

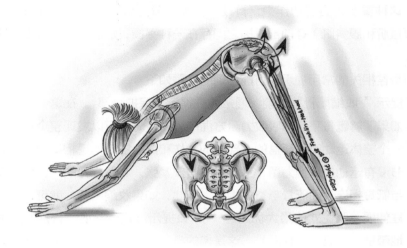

图53 下犬式

骆驼式

在这种重要的后屈动作中，脊柱会伸展，背部肌肉与股四头肌和腹部肌肉（腹直肌和腹斜肌）等前部肌肉之间存在一种平衡，从而抵抗并减慢了这种伸展。

与骨盆相关的常用提示及可能出现的问题如下。

- 提示"收缩尾骨"之前，通常要先提示"保护腰部"。在这一点上，您如果了解骶骨章动在吸收力量方面的重要性，就可以发现整个骨盆作为一个整体运动时，骨盆的两部分的动作和骶骨的动作是相同的，骶髂关节没有运动或承担力量，这将导致腰部紧张。收缩尾骨的问题是，尾骨与骶骨相连，而骶骨与脊柱相连，因此，如果收缩尾骨，就可以防止脊柱伸展（骆驼式的最大优点之一）。该提示涉及骨盆底，骨盆底反射性地牵扯腹直肌、脊柱屈肌。这是您的身体对于"屈曲与伸展"产生了冲突，因此表现出了不必要的紧张。

- "锻炼核心肌群"或"抬起小腹"与提示"收缩尾骨"同样存在冲突。它会阻碍脊柱的伸展，并使骨盆底和腹部不能发挥这种姿势中的功能，这是一种偏心收缩动作。如前所述，这种提示不是锻炼核心肌群的正确途径。

- 提示"抬高骨盆底"则有些微妙，因为如果这个动作做过头，则会产生抽吸或收腹的感觉。在后屈时，这会使胸腔向前突出，并给脊柱下部肌肉施加过多不必要的力量，从而在第十二胸椎和第一腰椎（胸腰结合处）之间形成一个更加灵活的结合点。更重要的是，我们无法真正地完成后屈，同时产生其他关节的屈曲。骨盆底过度抬高还会造成血液和淋巴管因受到压迫而淤滞。

可能的意象、提示和方式如下。

- 眼镜蛇式是骆驼式的有效准备姿势，因为眼镜蛇式可以使您明显感受到骨盆中的三维平衡。在骆驼式中，因为您是在重力作用下进行练习的，所以风险要高一些。

- 想象您的耻骨朝着肚脐向上滚动，把尾骨指向的方向想象成一束激光，做动作时这束光刚好指向正面的墙与天花板的夹角处。与所有的瑜伽动作一样，这个姿势的神奇之处在于这个姿势也是在维持自身重力的条件下达到身体排列的动态平衡的。一旦您做到了骆驼式，尝试感受这些动作，这时您对动作的体会与刚开始该姿势时的效果是不同的。
- 骆驼式也会带来肋骨的提升感，想象肋骨在身体的前方，以扇形展开，胸骨也随之伸展，像皮筋一样（图54）。
- 髂腰肌是最重要的髋部屈肌。在骆驼式中，它有助于稳定和支撑脊柱。但是，骆驼式是一个微妙的意象，因为腰大肌的浅层肌肉和深层肌肉的动作方式不同。当腰大肌的浅层肌肉延长时，我们会感觉到腰大肌的深层肌肉缩短（图55）。这种后侧肌肉缩短和前侧肌肉延长的感觉类似于滑车关节前后肌肉的关系。

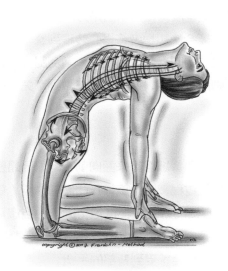

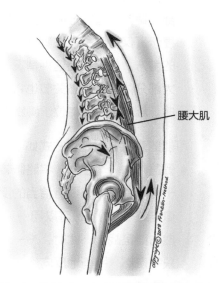

腰大肌

图54 骆驼式，骨盆、脊柱和肋骨的运动

图55 骆驼式，腰大肌的浅层肌肉延长，深层肌肉缩短

战士一式

如果练习瑜伽的目的是获得平静，为什么瑜伽姿势中会有战士式呢？您可能会对历史上瑜伽文献中如此多的战斗场面而感到惊讶，但这些战斗可以是作为我们在探索旅途中进行的自我斗争的隐喻。

与骨盆相关的常用提示及可能出现的问题如下。

- 提示"髋部成直角"的初衷是指导初学者区分战士一式和战士二式。在战士一式中，髋部朝向前方，而在战士二式中，髋部朝向侧面。如果您长时间练习瑜伽，并持续听到这种提示，那么您会坚信它是适合您的。您已经学会了这个常见姿势，但您一直保持髋部成直角的姿势可能会导致骶髂关节出现问题。大脑将对身体的形象与感觉结合起来作为运动的基础，如果此形象及其感觉不正确，您就不能正确地移动。如我们所见，骨盆由两个螺旋状的部分和弯曲的骶骨组成，形成双 S 曲线的底部。髋部不是方形的，我们的身体里也没有任何东西是方形的。

- 提示"保持膝关节在脚踝上方"可能会使初学者将重心转移到整个骨盆的前方。如果发生这种情况，髋关节实际上并没有屈曲，前侧腿会承担大部分体重，而膝关节也将超出脚踝。但是，如果您真正做到髋关节屈曲，您的膝关节将位于脚踝上方。

可能的意象、提示和方式如下。

- 骨盆作为一个整体，将略微转向后侧腿。您看起来面向前方的原因是躯干有一个非常必要且恰当的反向旋转过程，这个旋转正朝向前侧腿（就像走路一样）。您可以用一只手摸心口的方式来尝试这个动作。当您弯曲右膝呈战士一式时，想一想"骨盆向左，心口向右"。动作不要过度，只需自然、平衡地反向旋转即可，您将会感受到背部的平衡。

- 因为身体一直在努力避免转矩，所以髋关节前部和腿一直在反向旋转（图56）。想象骨盆前部内旋，同时，股骨前部外旋，胫骨前部内旋。所有这些运动同时发生，就像一个螺旋。屈曲膝关节，让脚完全伸展，注意膝关节会指向第二个脚趾，这是因为骨盆和腿部的螺旋平衡作用。这与屈曲膝关节并将其指向第二个脚趾的感觉截然不同（尝试并进行比较）。

- 还记得眼镜蛇式吗？您能在这里找到与轻微后屈相似的感觉吗？您可以在保持髋关节前部屈曲的同时做到这一点吗？您能感觉到身体曲线连续、顺畅地通过颈部和头后部吗？

- 我们可以从战士一式中学到很多东西。不浪费精力，不紧张；这是一种有效的平衡和坚定的力量，可以支持长时间的战斗。练习这个姿势，想象自己是一名战士。在目前的平衡状态下，您的力量不断增强，战士的一只脚在前，一只脚在后。有一种上升的感觉，略微朝向天空，但是又没有过度后屈，这可能意味着您还没准备好战斗。有一个强有力的焦点和呼吸，好像是第一次呼吸，因为这个姿势代表了战士的诞生。

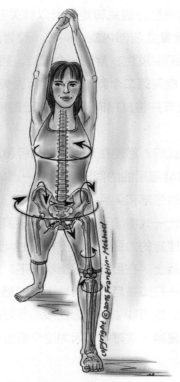

图56 战士一式的骨节律

战士二式

在战士二式这样不对称的姿势下，我们能够体会在做动作时身体达到的平衡，不需要身体过度的紧张和额外用力去体会身体的稳定性。髋部的屈曲、外旋和前侧腿的外展为我们做好了类似下车的准备动作，并使我们能在长时间的坐姿中保持平衡。

与骨盆相关的常用提示及可能出现的问题如下。

- 在股骨外旋的同时"收紧臀大肌和前侧腿的坐骨肌"或"拉伸您下方的坐骨"。夹紧尾骨或收紧臀大肌会使整个骨盆向前移动，这会对髋关节前部的韧带施加不必要的压力，并收缩骨盆底后部。此外，当前侧腿进行髋关节屈曲时，相应的骨盆部分实际上也在内旋，从而使坐骨向外扩张，再配合股骨外旋，髋关节实现屈曲。
- "髋部保持水平"。如果双腿朝相反的方向运动（如战士式、步行），则骨盆会通过反向旋转来抵抗那些相反的力量。目前，大多数人认为，髋部会阻止力量分担，并使骶髂关节负荷过大。关节的作用之一是消散力量，这些力量是脊柱和双腿向不同方向运动而产生的，这也是骨盆发挥作用的原因。如果我们习惯性地阻止这种运动最终可能会受伤。

可能的意象、提示和方式如下。

- 过去的提示要求我们的脚跟位于同一条线上，而新的提示要求脚跟和坐骨对齐，这因人而异。去探索不同的站立姿势，是体验不同的平衡控制和体验在三维条件下骨盆运动的最佳方式。
- 想象骨盆和股骨的反向旋转（图57）。当您进行战士二式并屈曲右膝时，左手向右滑动至右髋部，同时右手放在右侧大腿上帮助右腿外旋。当你伸直腿时，动作则相反。重复几次屈曲、伸展动作。看起来膝关节在向外侧屈曲，但这实际上是骨骼中一系列的平衡性反向旋转。股骨外旋的程度与胫骨内旋的程度相同，尝试这个意象可以完全改变我们对膝关节的感觉。
- 触摸前侧腿髋部外侧的折痕，想象它是一个非常深的、放松的折痕，就像蜡烛侧面的通道，是蜡滴流淌的支路。

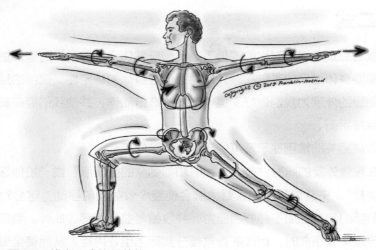

图57 战士二式的骨节律

双角式

在对称的姿势（如坐姿、俯卧或仰卧）中，骨盆没有固定在任何位置上，我们可以真正体验髋关节屈曲的轻松状态。更不用说，我们可以改变呼吸和骨盆底的相互作用，因为骨盆底通常具有抵抗重力的作用。在双角式中，我们可以彻底改变骨盆的动作。

与骨盆相关的常用提示及可能出现的问题如下。

- "向内旋转股骨"或"向外张开双脚"是提示您扩宽坐骨。但是，我们现在了解到这些动作可能会造成紧张，实际上会阻碍完成这个姿势所需的髋部屈曲。

- "下压大脚趾和外侧足跟"这个动作会导致小腿拉紧，而双脚对前弯的自然反应更多的是伸展或加宽间距。脚有两种基本的运动模式。一种模式提供推进力（例如，跳跃、跑步及步行时，脚蹬地离开地面），另一种模式支撑重量。在支撑重量模式下，脚最好外展。这会使足弓变长，脚掌扩宽。以上提示可能会导致某些人抬起足弓而不是伸展双脚。如果以上提示只是想象，而实际上并未执行，它仍然有益于改善双脚与地板的整体接触。

- "略微抬高膝关节并收缩股四头肌"的提示是源于对稳定性的误解。第一个问题是，为什么我们要抬高膝关节？您不能以这个姿势抬高膝关节，因此，当您尝试向上拉起膝盖骨（髌骨）和其他结构时，这种提示只会使股四头肌紧张。如果目标是改善平衡，最好不要造成肌肉紧张。保持平衡需要肌肉力量的不断转移，因此收缩特定的肌肉（尤其是股四头肌），会使这块肌肉难以适应重心的移动。

可能的意象、提示和方式如下。

- 练习双角式时，膝关节轻微屈曲，有助于放松腘绳肌，并使骨盆发生运动。当您开始这个屈曲膝关节时，要想象坐骨在水平扩宽，而不要想象坐骨在向后运动（它可以使骨盆整体前倾）。

- 当您开始练习时，想象骨盆底的菱形区域（即使对初学者而言，很容易通过感受耻骨、坐骨和尾骨，对自己的身体进行定位）会扩宽，而当您向上抬起时，想象骨盆底的菱形区域会变窄。感受缩小前后的变化，以及这与坐骨收缩靠拢帮助您向上抬起有什么不同。
- 双手放在骨盆顶部，在开始练习时，向内轻推，有助于在髋关节屈曲时加深我们对骨盆部分的感觉。
- 想象骨盆底面的中心与您身后的墙的中心对齐，想象对称可以带来更均衡的感觉。
- 当您前屈时，想象髋臼在股骨头上方向前滚动的深度，以及股骨头向后滚动的相对运动（图58）。当您向上运动时，请想象这样做的原因是髋臼在股骨头上方向上、向后滚动（股骨头向前滚动的相对运动）。

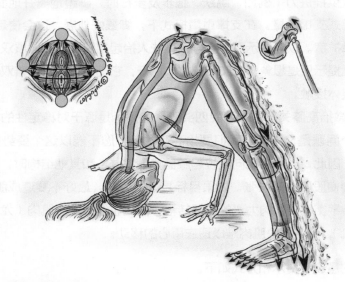

图58 双角式

74

单腿山式

单腿山式是一个非常简单的姿势，提供了平衡、稳定和重心转移的体验。这也是一种相对轻松的姿势，我们可以感觉到整个身体的反向旋转。躯干和脊柱看起来笔直，实际上是一系列的平衡效果。骨盆朝胸腔转动的同时，胸腔略微转向抬腿侧的骨盆。这带来了完全不同的、丰富的动态平衡体验，而不是"保持中心不动"或"静止"。

所有这一切的发生基础，必须是抬腿侧的髋关节正确屈曲。如果您难以屈曲髋关节，骨盆可能会向上运动或向前旋转，这会导致腰椎过度伸展。另外，骨盆也可能向后旋转，这往往会导致支撑腿的膝关节以不利的方式进行扭转。

与骨盆相关的常用提示及可能出现的问题如下。

■ "髋部成直角并保持水平"。如果您要把六分之一的体重举到您的前方，首先需要转移重心。从用两只脚支撑体重转换为单脚支撑体重，您的支撑基础会显著减少。因此，抬腿时，您需要将重心移至新的支撑基础上。如果尝试保持"直立"和"水平"的姿势，您可以暂时不动，或者带着不必要的紧张进行移动，以防摔倒。这种提示可能是瑜伽教师试图纠正髋关节屈曲不足而产生的：如果抬腿导致骨盆明显收缩（向后旋转）或抬腿侧髋部抬高，则提示髋部保持水平可能是为了纠正这一点。该提示虽然消除了症状，但并没有解决问题。

■ "抬起耻骨，延长尾骨"这种提示可能会导致瑜伽练习者过度使用腹部肌肉，并使骨盆向后旋转。我们的训练重点应该是强有力的髋部屈肌，如髂腰肌。

可能的意象、提示和方式如下。

■ 把骨盆的两部分想象成车轮（图59），当膝关节抬起时，抬腿侧的车轮向后滚动（同侧的坐骨略微向前移动）；当膝关节降低时，该侧的车轮向前滚动（同侧的坐骨略微向后移动）。

- 想象当膝关节抬起时，抬腿侧的股骨头向后滚动并深深嵌入髋臼。想象当膝关节降低时，该侧的股骨头在髋臼里向前滚动。
- 想象站立的腿里装满了沙子，沙子向下流向脚面。想象支撑侧的脚变宽、变厚重，一根绳子在对侧腿的膝关节处将腿拉高。

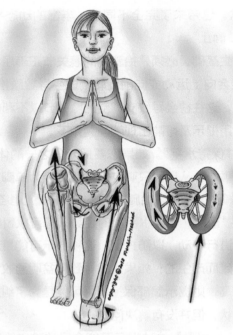

图59 单腿山式的车轮意象

战士三式

与骨盆相关的常用提示及可能出现的问题如下。

- "髋部成直角"，与区分战士一式和战士二式的方法类似，该提示试图区分战士三式和其他姿势，其中骨盆作为整体朝向前方，而不是像半月式那样，骨盆在站立腿上旋转。这可能是大多数人对骨盆在站立腿上整体旋转的感受。在课堂上，"髋部成直角"已成为解决该问题的快捷方法。但是，战士三式中骨盆内部的反向旋转实际上产生了平衡动作的感觉。

- "将后面大腿向内旋转"是感受内收肌动作的好方法，但是如果您已经摆好姿势再做这个动作，则对调整骨盆位置不会有太大帮助。

- "收腹（肚脐内收上提）"。腹部肌肉的自主收缩和保持稳定所需的紧张性收缩很容易被混淆。紧张性收缩可以理解为以稳定关节为目标而进行的缓慢收缩。与之相反的是，延长和缩短肌肉进行运动的较快的位相性收缩。呼吸就是位相性收缩的一个例子。如果您在尝试一个有难度的姿势，为了保持稳定而进行的紧张性收缩，将是运动和快速调整姿势所需的位相性收缩的基础。肚脐内收或上提会使腹部肌肉和膈肌的移动及调整更加困难。这些肌肉需要处于动态和变化的活动中，以保持平衡。如果您将肚脐内收，从脊柱底部向上看（如果可能），这将阻止膈肌的下降。这不仅会影响呼吸，骨盆底和腹部血管也会受到更大的压力。膈肌对胸腔的稳定性十分重要。盆底肌需要调整以适应骨盆的重新定位，肌肉需要保持灵活性才能做到这一点。这3个肌群都是为了保持稳定而紧张活跃的，同时通过延长和缩短以完成和调整姿势。

可能的意象、提示和方式如下。

- 双手放在骨盆两侧，想象骨盆是一块海绵，当您练习战士三式时，海绵会被拧干。海绵显示了骨盆的两部分的反向旋转：前侧腿的骨盆部分向内拧，而后侧腿的骨盆部分向外拧。我们可以使用此意象感受练习战士三式时的流动感。

- 您也可以尝试一种类似战士二式的触摸方法。右腿站立摆出战士三式，右手向内滑动至左髋部，同时左手向外滑动至左侧大腿。这将使重量集中在股骨上而不是大腿外侧上。
- 细致地想象股骨与髋臼的接合处，做出战士三式，想象髋臼在股骨头上向前滚动，直到完全平衡。如果感觉太复杂，请想象进行这个姿势时，站立侧髋部在折痕处伸展和屈曲。
- 左腿站立时，将上身和右腿想象成一块木板，就像跷跷板一样，在站立侧股骨头支点的上方移动（图60）。
- 想象臀部的平衡动作，抬起的腿伸展而不是外旋，以及腿伸展并内旋时内收肌的相应动作。

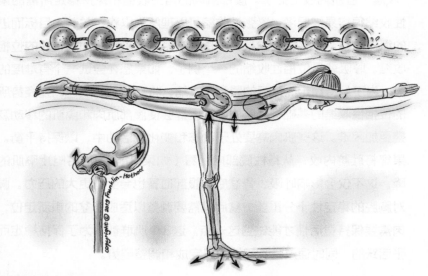

图60 战士三式

新月式

在练习新月式时，我们有一个宝贵的机会体验与长时间坐着或站着相反的感觉。髋部前屈和髋部后伸的平衡类似于走路、徒步旅行或爬山。新月式是进一步背屈的主要准备姿势，因此，练习新月式是一个探索增加负荷或加深背屈之间差异的理想方法。

与骨盆相关的常用提示及可能出现的问题如下。

- 提示"耻骨向肚脐抬起"是正确的，实际上，它指的是前侧腿的耻骨。耻骨相对向后滚动，我们感觉就像是前方支撑腿在身体内部发生了上提。但是笔者猜想这个提示指的是两条腿耻骨，并且使骨盆作为一个整体运动的观点得以延续。如果您将骨盆视为一个整体，下拉尾骨，抬高耻骨，则骨盆底会收缩并抑制骶髂关节内的负荷转移。这种提示会使得腹部肌肉收缩，而新月式要拉长腹部肌肉，使脊柱进行后伸。

可能的意象、提示和方式如下。

- 想象抬起前侧腿的耻骨，而后侧腿的耻骨向下方运动。您可以在此刻进行触摸，一只手向上滑动至前侧腿的耻骨，另一只手向下滑动至后侧腿的耻骨。
- 想象您的髋关节前部非常容易屈曲，就像床单的折痕，而髋关节后部就像熨过的床单一样光滑。
- 双手放在骨盆两侧，模仿两个车轮向相反的方向运动。当您摆出弓步时，前侧腿的骨盆部分向后滚动，而后侧腿的骨盆部分向前滚动（图61）。想象您将手移开，车轮仍继续保持平衡旋转。

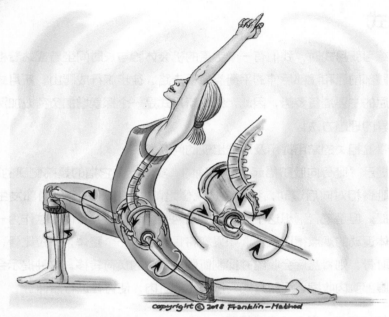

图61 新月式的骨节律

单腿头碰膝式

　　练习单腿头碰膝式是抵消骨盆中的各种扭矩、拉伸胸腰筋膜、锻炼腘绳肌和背部肌肉之间结缔组织的有效方法。胸腰筋膜是由腱膜和筋膜构成的多层结构。各层之间缺乏滑动会诱发背痛。单腿头碰膝式是增加这种滑动的有效姿势。

　　单腿头碰膝式也可以作为一种向您的身体鞠躬和致敬的方式，头部靠近膝关节，就像把您的精神和注意力更贴近身体。

　　与骨盆相关的常用提示及可能出现的问题如下。

- 尝试保持骨盆水平或髋部水平不仅是该姿势中的错误动作，我们甚至会因此受伤。试图使坐骨与地面保持接触是另一个常见的提示。这两种方法都使骶髂关节不能发挥其最佳功能，即充当一个枢纽，在上下身体之间引导并分配力量和避免扭矩。
- 关于单腿头碰膝式及大多数其他坐位体前屈姿势，我们经常听到的另一个提示是，当您准备向前屈曲时，用手拉动下面的坐骨，这种拉动的意思是尝试从骨盆开始该姿势（与弯腰坐在尾骨上或后侧骨盆倾斜姿势相反）。我们可以用毯子作为辅助工具，但是在做这个动作时，您必须注意不要过度拉伸腘绳肌。

可能的意象、提示和方式如下。

- 为了达到手拉坐骨的目的，我们可以通过一种动态的爬行动作来实现必要的髋部屈曲。从单腿头碰膝式开始，将手或手指放在附近的地面上，向一侧坐骨倾斜，抬起另一侧坐骨向后移动，然后再放低。两侧做同样的动作会让您自然地屈曲髋部，而不是刻意完成动作。
- 关注臀肌到胸腰筋膜及背阔肌的筋膜连接（图62）。想象这个筋膜在深层的竖脊肌上滑动，增大您的活动范围。

■ 为了加大这个姿势的幅度，想象骨盆的两部分像两个车轮向前滚动，坐骨在您下方向后滑动，它们好像在光滑的地面上移动。伸展盆底肌，尤其是尾骨和耻骨之间的盆底肌，即提肛肌。

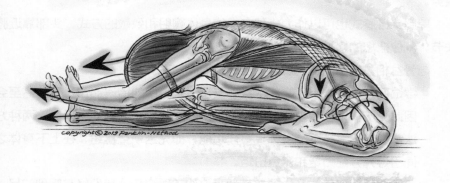

图62 单腿头碰膝式

猫式和牛式

在我们所重视的瑜伽系统中，没有太多的姿势可以进行完整的脊柱屈曲和伸展。在前屈和后伸中，两者通常被混合在一起（以眼镜蛇式为例，脊柱后伸的同时骨盆向反方向运动）。猫式和牛式是体验骨盆在三维空间特性的最简单的方法。

与骨盆相关的常用提示及可能出现的问题如下。

■ 大多数瑜伽教师会适当地提示骨盆的前后倾斜（尾骨向后或尾骨向下），但这种前后倾斜的意象是一种二维（平面）概念，指骨盆始终作为一个整体并向前和向后旋转。

可能的意象、提示和方式如下。

■ 练习猫式和牛式的重点在于协调骨盆和脊柱。当您练习猫式时，坐骨应相互靠拢并向尾骨移动，同时，骶骨底部会向耻骨运动，从而导致盆底肌缩短；当您练习牛式时，这些运动是相反的，最终使盆底肌延长（图63）。请注意，盆底肌收缩时，脊柱会被迫牵拉屈曲；骨盆底延长时，脊柱会相应伸展。盆底肌紧张会阻碍脊柱的运动，这是在所有姿势中反复提及骨盆底运动这一概念的另一个原因。

■ 注意背部肌肉和盆底肌的相互作用。在猫式中，盆底肌缩短，而背部肌肉延长。在牛式中，盆底肌延长，而背部肌肉缩短。

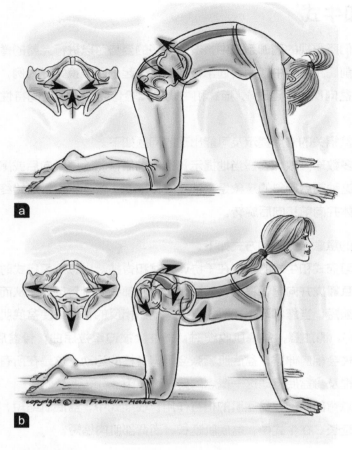

图63 猫式和牛式：a. 猫式；b. 牛式

站立侧弯式

不同角度的侧弯对保持脊柱和骨盆的正常活动范围至关重要。从不同角度和深度来练习站立侧弯式会显著改善活动范围，其变式极为重要的原因是我们在日常生活中会进行不同的运动。

与骨盆相关的常用提示及可能出现的问题如下。

- 对站立侧弯式，有很多关于骨盆的提示，如"髋部水平且居中"或"屈曲侧髋部向前旋转"。我们在进行侧弯时，骨盆完全有可能作为一个整体以各种方式进行运动，但重要的是，我们要能区分骨盆的整体运动和骨盆内部的运动。

可能的意象、提示和方式如下。

- 动态运动时，可以通过触摸来感受骨节律。双手放在骨盆两侧，并想象骨盆的两部分是两个车轮，当您进行侧弯时，两个车轮会反向旋转。背离侧弯一侧的骨盆部分会向后滚动，而侧弯一侧的骨盆部分会向前滚动（图64）。这些意象越均衡流畅，您的脊柱就会越平衡。

- 就运动而论，感觉就是信念。在富兰克林方法中有一种教学方法：尝试做与上述情况相反的动作，然后比较两种动作的感觉。尝试侧弯时，想象背离侧弯一侧的骨盆部分向前滚动，而侧弯一侧的骨盆部分向后滚动。比较轻松程度、活动范围和感觉体验等方面的差异。确保您没有将骨盆向前或向后移动，因为这会改变骨盆内部的生物力学机制。

- 人体脊柱的侧弯很复杂，它很少单纯地在冠状面发生运动。脊柱的运动可以是耦合运动，这意味着它同时进行了侧弯和旋转运动。侧弯时，尝试将胸腔略微向侧弯一侧旋转。最好只是想象中的旋转。您的胸骨会朝着侧弯一侧的地板略微向下转动。您可能会注意到，当您想象这个动作时，您的活动范围会增大。出乎意料的是，如果您不遵循"扩胸"或"将胸部转向天空"等常用提示，则会发现这样可能更容易完成侧弯。

■ 您可以通过将右手放在胸骨上，将左手放在左髋上来辅助进行这一想象。当您向右侧弯曲时，右手轻轻地向地面的方向滑动，同时，左手带动左侧骨盆向后旋转。确保双手略微支撑这个意象，但不要拉或推。

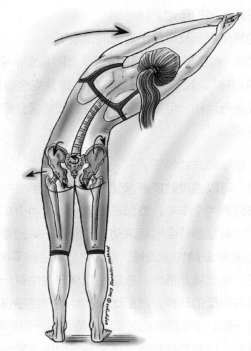

图64 站立侧弯式

扭转三角式

扭转三角式通常被认为是最具挑战性的站立姿势之一，它提供了脊柱旋转的练习，同时骨盆可以在骶髂关节处进行固定的运动，这类似于走路时的夸张动作。想象一下，每次练习这个姿势后，您走路会变得更加轻松自如。

与骨盆相关的常用提示及可能出现的问题如下。

- "髋部居中"或"抱（屈曲）前侧髋部，后侧髋部向前"，旨在消除大多数人在脊柱旋转中遇到的阻力，这种阻力通常会导致身体转向一侧或骨盆扭转。一旦开始练习该姿势，骨盆的任何重新定位都使骶髂关节产生扭矩。骨节律是对完成姿势而进行运动所产生的力量的一种响应，也是减小扭矩的一种方式，而前面所述的提示会抑制这些节律。

可能的意象、提示和方式如下。

- 如果我们要强调髋关节本身实际发生的后仰，"屈曲髋部后侧"可能是一个合理的提示。如果您的左腿向前伸，即髋关节屈曲，则在摆出前屈姿势时，想象股骨头深深插入髋臼中。您还可以想象髋臼本身的相对向前滚动，就像眼睑的闭合。

- 假设在这个姿势中，左腿在前。一旦您向前屈曲、朝左旋转时，可以感觉到骨盆的两部分在反向旋转，因为左侧骨盆部分像车轮一样向后滚动，而右侧骨盆部分则向前滚动。想象发生这种情况时，骶骨后部向右旋转。

- 不要让髋部居中或右侧髋部向内屈曲，而是要让整个骨盆轻微侧向移动，因为您需要保持上半身的平衡，还要稍微向右移动前侧腿。如果这两个动作是平衡的，髋部将近似于居中，但这是由于在两个方向上的拉力实现了动态平衡。

- 想象尾骨尖和左侧坐骨之间的空间扩宽，这代表了骶结节韧带拉伸的位置，以支持右侧骶骨的章动。

- 想象从右侧腹内斜肌到左侧腹外斜肌的对角线，感受一下这条线如何延伸到躯干、颈部和左臂（图65）。

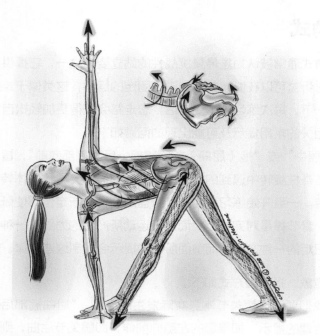

图65 扭转三角式

鱼王式

这个姿势以马特欣卓萨那（Matseyendrana）的名字命名，他被认为是第一个瑜伽练习者，这个姿势提醒我们永远不要停止学习，我们应该加深对所学内容的理解。您对瑜伽最感兴趣的是什么？是变化和运动。学习每个姿势都应如此。

通过这种简单而有效的姿势，您可以获得扭转带来的所有益处（例如按摩脏器，改善脊柱的活动范围、筋膜的滑动以及平衡两侧骶韧带的功能），与此同时，来倾听自己的内心。

与骨盆相关的常用提示及可能出现的问题如下。

■ 和单腿头碰膝式相同，将两侧坐骨均衡地放在地上或使髋部成直角是不可能的。强行进行尝试会造成盆底肌和腹部肌肉紧张，并阻碍上身旋转。

可能的意象、提示和方式如下。

■ 确保您坐在坐骨上而不是坐在尾骨上（可能需要坐在毯子上）。当您向右旋转时，请想象右侧骨盆部分向后旋转，骶骨的背面在向左旋转（图66）。如果您将身体想象成一张脸，那么胸骨就是眼睛，骶骨的背面就是头部的背面。如果您向右看，则头部的背面将朝向左侧。

■ 将右侧骨盆部分视为向后滚动的车轮，左侧骨盆部分则视为向前滚动的车轮，可以将骨盆的两部分的反向旋转感知为骨盆的两部分的内在平衡，而不是骨盆的整体旋转。

■ 想象您的肋骨非常灵活，体验从右侧骨盆部分到左侧胸腔的腹斜肌群的收缩，而从左侧骨盆部分到右侧胸腔的腹斜肌群相对延长，同时体验从左肩和背阔肌到右侧骨盆部分及臀大肌对角线上的肌肉的延长。

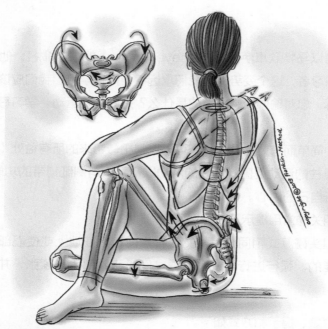

图66 鱼王式

结论

　　集中精力并专注于当前发生的事情，您将变得与众不同。当您想象骶骨的章动时，您在此刻就是骶骨，而非其他。

　　您不需要为此进行任何复杂的练习。无论您去哪里，您的身体都与您同在，您可以随时进行练习。当您阅读诸如坐骨之类的词汇时，您会感觉到自己的坐骨，且在那一刻，您就是坐骨。

　　您身体的一部分可以见证骨盆的反向旋转。骨盆是您身体的一部分，但它又超越了那一部分，因此您可以控制骨盆的反向旋转。控制该部分很容易，告诉您需要做某事很容易，为您提供一个待完成练习的清单也很容易。这也是来自您思想的一部分，您每天都在接触它。您确切地知道今天要做什么，您在头脑中运转着项目清单。

　　更深层次的实践是超越这一点。超越"做"而实现存在。作为骨盆，便关注骨盆。通过对骨盆的学习，增加对骨盆的认知。

　　富兰克林方法不仅是学习解剖学的方法。我们使用的解剖学知识是想象的工具，它可以使我们集中精神。与瑜伽类似，这种想象的神奇之处在于增强我们的意识与经验之间的关联度，就像我们练习身体运动一样，它必须同其他任何事物一样充满活力。

参考文献

Carrera, Reverend Jaganath. 2006. *Inside the Yoga Sutras*. Buckingham, VA: Integral Yoga Publications. (There are many translations of the yoga sutras, which were originally written by Patanjali [year unknown].This version does a particularly nice job with sutra 1.7.)

Cope, Stephen. 2006. *The Wisdom of Yoga*. New York: Bantam Dell.

Franklin, Eric. 2003. *Pelvic Power*. Highstown, NJ: Elysian Editions.

Franklin, Eric. 2014. *Dynamic Alignment Through Imagery*. 2nd ed. Champaign, IL: Human Kinetics.

Iyengar, B.K.S. 1966. *Light on Yoga*. New York: Schocken Books.

Keller, Doug. 2008. *Yoga as Therapy*. Volume One. Self-published.

关于作者

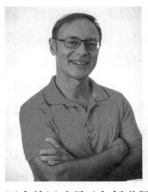

埃里克·富兰克林（Eric Franklin）是瑞士富兰克林方法研究所的创始人和主任。他有超过35年的舞蹈和编舞经验，自1986年以来，他一直在教学中分享意象技术。

富兰克林曾在美国和欧洲的很多机构任教，包括纽约茱莉亚音乐学院、伦敦皇家芭蕾舞学校、哥本哈根丹麦芭蕾舞团、罗马舞蹈学院和苏黎世心理动力治疗研究所。他还是维也纳大学的客座讲师。他曾为奥运会的运动员（包括世界冠军）及专业舞蹈团提供培训，如太阳马戏团和蒙特卡洛舞蹈团等。富兰克林获得了纽约大学帝势艺术学院的美术学士学位和苏黎世大学的艺术和理学学士学位。自1991年以来，他一直是美国舞蹈节的教员。

富兰克林是畅销书《舞》（*Breakdance*）的合著者，这本书在1984年获得了纽约市公共图书馆奖，他还写了《提高技巧和表现水平的100个动作创意和舞蹈意象》（*Dance Imagery for Technique and Performance*）（这两本书都有关于舞蹈和动作意象的内容）。他是国际舞蹈医学和科学协会的成员。

富兰克林住在瑞士苏黎世附近。

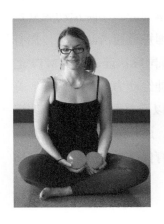

艾莉森·韦斯利（Alison Wesley）是一名认证瑜伽教练（E-RYT 500），也是富兰克林方法的认证教师。2008年，她创办了自己的公司，从事瑜伽工作。她在俄勒冈州波特兰市的工作室里举办私人瑜伽培训班并进行现场培训。她把富兰克林方法融入她所有的教学和实践之中。

关于译者

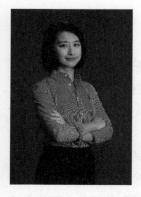

汪敏加

北京体育大学运动康复博士、博士后，康复治疗师；成都体育学院运动医学与健康学院副教授、硕士研究生导师、运动康复系主任；中国康复医学会康复医学教育专业委员会第一届青年委员会常务委员，中国康复医学会物理治疗专业委员会运动康复物理治疗学组常委，中国老年学和老年医学学会运动健康科学分会青年委员；美国运动医学会认证生理学家（ACSM–EPC），世界物理治疗师联盟（WCPT）中国物理治疗师资专业化认证；美国运动医学会–中国运动医学会私人教练认证（ACSM–CASM CPT）授课导师，中国体育科学学会认证运动处方师、体能训练师授课导师；主持、参与国家击剑队、射击射箭队等多支队伍的多项科技服务项目；参编、参译专业图书10本，主持、参与科研课题12项，发表国际、国内学术论文10多篇；主要研究方向为女性康复与健康、运动损伤的预防与康复，以及全民健身与运动处方。

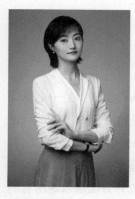

张纯

成都体育学院运动康复与健康专业学士、中西医结合临床硕士，现为运动医学与健康学院运动康复系讲师，康复治疗师；曾任中国短道速滑队队医；拥有挪威Redcord Active 悬吊训练国际认证、德国MTT运动康复技术国际认证、德国神经动力学国际认证、美国FMS功能性动作筛查认证以及美国EXOS体能训练师国际认证等多项专业认证；成都体育学院多项课题的项目负责人，发表了多篇学术论文，并参编《体育保健学》一书。